Corinna Trichtl

Endlich weniger!

Der einfache Weg sein persönliches Ziel zu erreichen.
So gelang es mir!

30 kg weniger in einem Jahr

AF139122

Corinna Trichtl

ENDLICH

WENIGER!

Der einfache Weg sein persönliches Ziel zu erreichen.
So gelang es mir!
30 kg weniger in einem Jahr

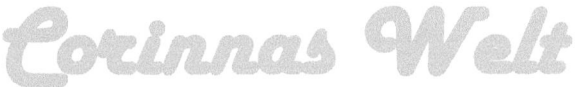

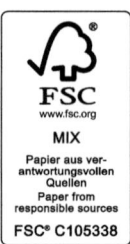

Impressum

Bibliografische Information der Deutschen Nationalbibliothek:
Die Deutsche Nationalbibliothek verzeichnet diese Publikation in der
Deutschen Nationalbibliografie; detaillierte bibliografische Daten sind
im Internet über http://dnb.dnb.de abrufbar.

© 2019 Corinna Trichtl

Herstellung und Verlag: BoD – Books on Demand, Norderstedt

ISBN: 978-3-7494-5465

Corinna Trichtl, B.Ed.

39 Jahre alt, lebt im Burgenland, Mutter von 4 Kindern, verheiratet, NMS-Lehrerin für Deutsch und Bildnerische Erziehung.

Dieses Buch widme ich:

Gerald

Florian, Vanessa, Martin & Elisabeth

Inhaltsverzeichnis

𝒟as Buch, das du in Händen hältst, gewährt dir einen Einblick in meine Geschichte. Wie ich es geschafft habe, Kilos zu verlieren ohne mich stark einschränken zu müssen. Ganz im Gegenteil, ich durfte dabei viele schöne Momente erleben und bereichernde Erfahrungen machen! Dieses Buch ist kein Ratgeber im herkömmlichen Sinn. Du wirst keine konkrete Anleitung dazu finden, was du tun oder unterlassen musst, um längerfristig dein Gewicht zu verlieren. Vielmehr geht es mir darum, dir zu zeigen, wie einfach es ist, tatsächlich dein Ziel zu erreichen, wenn du endlich den ersten Willen hast, dass du dich verändern willst. Ausschlaggebend ist vor allem die Frage: Wie komme ich zu diesem „ersten Willen"? Ich habe in einem Jahr 30 kg abgenommen. Und das ohne Diäten, ohne Nahrungsergänzungsmittel, ohne Operationen und ohne Selbstgeißelung. Aus freiem Willen, mit Freude und Lust. Was ich erreicht habe, sind Erfolg, Stolz und extrem viel Selbsterkenntnis.

Die ersten Seiten des Buches beschreiben den Beginn meines mentalen Veränderungsprozesses. Selbstverständlich kannst du das Buch nach den ersten Seiten auch wieder weglegen oder gar wegwerfen. Ich freue mich, wenn du es zu Ende liest. Du wirst sehen, der Weg zu meinem Ziel war nicht immer rosig und geradlinig. Aber so ist das Leben, und ich muss gestehen, dass ich nicht immer diszipliniert war. Ich fand mich immer auf Abwegen, die vermutlich auch in meiner kreativen Ader begründet liegen. Als Künstlerin probiere ich gern immer wieder neue Wege, Materialien und Techniken. Aber sind es nicht gerade diese Abwege, die letztendlich zur Erreichung des Ziels und somit zum Erfolg führen?

Disziplin ist das eine, Geduld das andere. Geduld war noch nie meine Sache. Sei es die Warteschleife bei einer Hotline oder das Warten beim Arzt. Ich will schnell drankommen und das „Übel" erledigt haben! Wem geht es nicht so? Mir wäre es am liebsten gewesen, wenn ich nach zwei Wochen Diät zwanzig Kilos verloren hätte und das Projekt „Abnehmen" erfolgreich abgeschlossen gewesen wäre. Aber seien wir mal ehrlich: Bei welchem Vorhaben klappt das schon?

Nimm dir ruhig einen Stift und markiere für dich relevante Stellen in diesem Buch! Und nun komm mit in meine Welt!

Aus Gründen der Lesbarkeit wird im Buch darauf verzichtet, geschlechtsspezifische Formulierungen zu verwenden. Soweit personenbezogene Bezeichnungen nur in männlicher Form angeführt sind, beziehen sie sich auf Männer und Frauen in gleicher Weise.

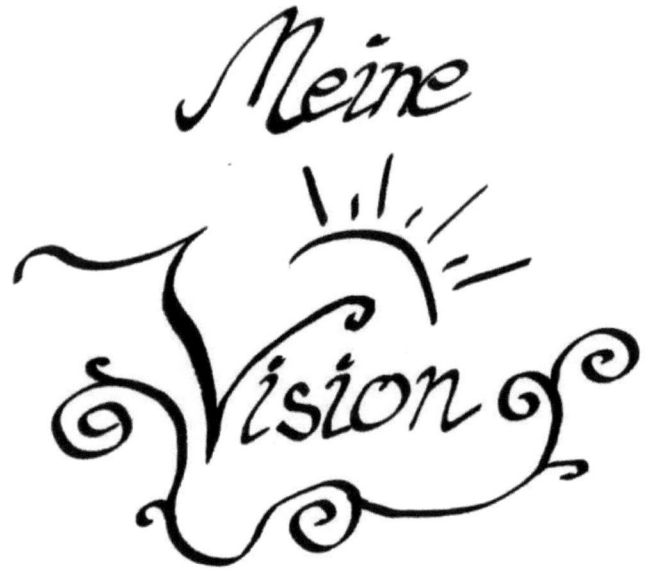

1. Meine Vision als Motivation

Wenn du dir dieses Kapitel gut einprägst, wirst du jedes Vorhaben realisieren! Einfacher gesagt, als getan, denkst du jetzt vermutlich. Ich sage dir: Nach einer längeren Phase der Selbstreflexion wurde mir klar, dass es einiges gibt, das ich gern hätte oder erreichen würde. Ich war rundum unzufrieden mit mir selbst. Wie meine geistige Veränderung erfolgte, beschreibe ich hier. Da ich als Lehrerin häufig damit beschäftigt bin, meine Schüler immer wieder aufs Neue zu motivieren, hatte ich schnell die wichtigsten Merksätze beisammen. Die so oft gehörten Fragen nach dem Warum und Wofür halfen mir dabei, einen simplen Plan zu erstellen. Frei nach dem Motto „Der Weg ist das Ziel!" machte ich mich auf den Weg, auf zu meiner Vision. Ich mag den Begriff „Vision", weil man daraus das Wort „visualisieren" ableiten kann. Je öfter du dir dein Ziel visualisierst, es dir vor Augen führst, desto motivierter wirst du.

Es gibt zwar eine große Fülle an Ratgebern zu Mentaltraining, Diäten oder Fitnessplänen, aber der wichtigste Schritt in Richtung Veränderung war für mich der unbeugsame Wille, dass ich etwas verändern und meine Ziele erreichen will. Was konkret ist diese Vision? Abnehmen, ein glücklicheres Leben, sich wohler fühlen? Bevor ich mich auf die Reise meiner Veränderung begeben konnte, las ich die folgenden Punkte immer wieder durch. Ich lernte sie sogar auswendig bis mein geistiger Motor in die Gänge kam.

Der Wille

Der Wille, ein bestimmtes Ziel zu erreichen, ist konkret und zieht konsequentes Handeln nach sich. Durch das Handeln entsteht der erste Erfolg. Dieser Erfolg fördert wieder die Motivation. Ein Kreislauf entsteht, denn die Motivation, die sich wiederum aus dem Erfolg ergibt, verleiht auch die Kraft zur Umsetzung. Das Allerwichtigste ist, darüber nachzudenken, was für dich das Allerwichtigste ist.

Schritt eins:

Ich konzentriere mich auf wesentliche und sinnerfüllende Vorhaben.

Ich überdenke meine Wertvorstellungen immer wieder!

Wäre ich am Ende meines Lebens dafür dankbar, dass ich mich für mein Ziel eingesetzt habe?

Wenn ich diese Frage mit „Ja" beantworten kann, beginne ich, eine lustvolle Vision von mir zu entwickeln. Ich frage mich, wie es wohl sein wird, wenn ich mein Ziel erreicht habe.

Die dadurch ausgelösten positiven Gefühle erzeugen einen Handlungssog. Diese lustvolle Vision bedeutet, aus sich selbst heraus immer wieder Begeisterungsfähigkeit und Leistungsbereitschaft zu entwickeln, weil man ein Motiv hat, das Antrieb verleiht.

Wer sich selbst motivieren kann, erlangt immer wieder die Kraft weiterzumachen und gibt auch bei Rückschlägen nicht so leicht auf. Diese Fähigkeit ist besonders wichtig, wenn Dinge nicht nach Plan verlaufen oder sich ein Projekt als schwieriger als geplant entpuppt.

Belohnung

Du musst dir für dein erreichtes Ziel eine Belohnung überlegen. Auch Teilziele wollen und sollen zelebriert werden! Eine Liste der Vorteile, die sich aus der Zielerreichung ergeben, könnte folgendermaßen ausschauen.

Vorteile:

- Freude
- Gutes Lebensgefühl
- Ausgeglichenheit
- Glücksgefühl – wirkt sich auf alle anderen aus (Mann und Kinder) - > Viel lachen!

Verhalten, das sich immer wiederholt, bildet neue Bahnen im Gehirn!

Wer sich verändern möchte, muss sich gegen die Macht der Gewohnheit stemmen und die eigene Komfortzone häufiger verlassen.

Eine Veränderung

Zum Beispiel abends spazieren zu gehen/oder am Heimtrainer 20 Minuten Rad fahren, anstatt frühzeitig auf der Couch zu landen – kostet anfangs sehr viel Energie.

Je öfter man eine Sache tut, desto automatischer läuft sie ab und desto leichter fällt sie fortan.

Willenskraft

Die Willenskraft ist durch Verzichtsleistungen, wie etwa Fasten, trainierbar.

Ziel: Überwinden der Hindernisse

Wenn mir mein innerer Schweinehund zuflüstert: „Heute ist das Wetter viel zu schlecht zum Spazieren gehen.", dann kann ich dagegenhalten: „Aber ich freue mich jetzt schon auf den Gefühlscocktail aus Stolz, Freude und Dankbarkeit, dass ich spazieren war."

Meine Vision:

Was bringt es mir, meine Ziele zu erreichen?

- Ich bin beweglicher.

- Ich bin aktiver.

- Ich kann schwimmen gehen ohne mich zu schämen.

- Ich bin gesünder.

- Ich passe in meine alten Hosen.

- Ich kann leichter wandern.

- Ich bekomme ein besseres Lebensgefühl.

- Ich bin stolz auf mich.

- Ich trage bunte Kleidung.

- Ich kaufe mir neue Sommerklamotten.

- Ich habe wieder Lust auf Malen, Lesen und Schreiben.

- Ich bin schneller unterwegs.

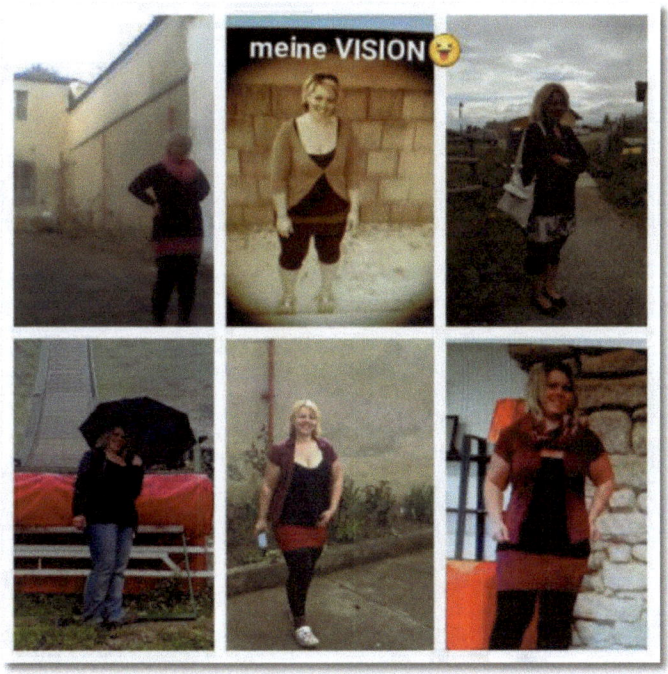

Wie ich meine Vision visualisiere?

Ich suchte mir Fotos von mir aus vergangenen Jahren, auf denen ich mir gut gefiel. Meistens ließ mein zufriedener Gesichtsausdruck darauf schließen, dass ich meine

Abnehmziele zum jeweiligen Zeitpunkt erreicht hatte. Der Stolz und die Freude waren mir aufs Gesicht geschrieben.

Die Fotos, die meine Vision darstellten, sammelte ich digital. Dazu erstellte ich auf meinem Handy in der Fotogalerie ein eigenes Album mit dem Titel „ICH" und schaute es mir täglich an. Eine andere Möglichkeit wäre ein Visionsboard, wie ich es mit meinen Schülern zu Schulbeginn angefertigt hatte. Darauf hängten wir eine Mindmap mit unseren Zielen, Fotos von Vorbildern usw.

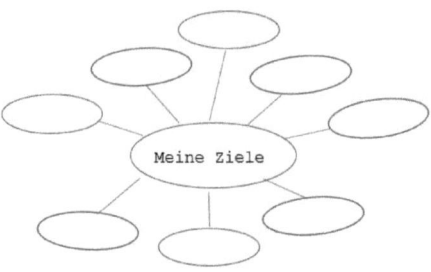

In den folgenden Kapiteln gebe ich dir einen kurzen Einblick in meine Vorgeschichte, um danach schnell zum Wesentlichen zu gelangen. Dafür ist es nötig, die Abnehmphase im Jahr 2013

etwas näher zu skizzieren, denn auch in diesem Jahr schaffte ich es, 26 kg abzunehmen. Meiner Vision folgte ich erst im Jahr 2018, wo ich nach Schwangerschaft Nummer 3 und Schwangerschaft Nummer 4, in nur einem Jahr 30 kg verlor.

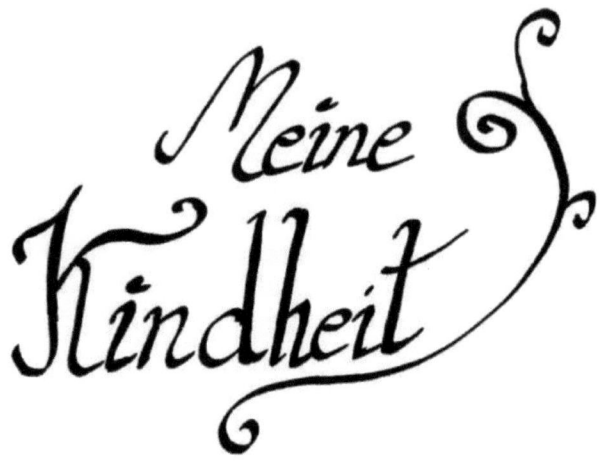

2. Meine Kindheit

*I*ch stamme ursprünglich aus Kärnten und wuchs dort in einem kleinen Dorf auf. Ein beschauliches Bauerndorf im ländlichen Gebiet, umgeben von Bergen, Wäldern und Seen. Meine Kindheit genoss ich in der Natur, ich spielte hauptsächlich draußen. Schon als Kind war ich etwas mollig, ich wurde zwar immer wieder ermahnt, nicht so viel zu naschen, aber zu diesem Zeitpunkt war ich mir den konkreten

Folgen meines übermäßigen Zuckerkonsums noch nicht bewusst.

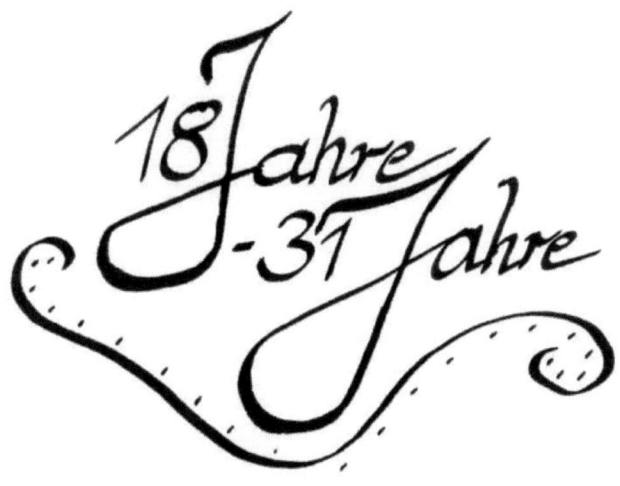

3. Im Alter zwischen 18 und 31 Jahren

*M*it 18 Jahren wog ich um die 87 kg. Bei einer Größe von 164 cm war das eindeutig zu viel, aber auch in diesem Alter störte es mich nicht besonders. Zudem hatte ich keinerlei Wissen über Themen wie Abnehmen, gesunde Ernährung oder

Kalorien. Ich hörte immer nur, ich sollte weniger essen. Im November 1999 und im September 2001 kamen meine ersten beiden Kinder zur Welt. Das war wunderbar! Nicht umsonst gelten Kinder als das Wunder des Lebens. Nach den Schwangerschaften, also mit 22 Jahren, war ich bei 115 kg angelangt; ich erlebte damals eine sehr bequeme Zeit mit genüsslichem Essen und wenig Bewegung. Mein Leben drehte sich rund um die Uhr um meine Kinder. Ein bisschen spazieren im Schneckentempo und mit den Kindern auf den Spielplatz gehen war die einzige Bewegung, mehr war einfach nicht drin!

Über Jahre hinweg schlich sich ein eher faules Wochenendprogramm ein, wenig Bewegung, viel Essen und überhaupt kein Nachdenken über mich und die Zukunft meines Körpers. Wozu auch, dachte ich mir damals?

4.   Der Entschluss – es muss sich etwas ändern

*E*ines Tages im Sommer 2012 saß ich spätabends alleine bei

einem Gläschen Wein im Garten, rauchte eine Zigarette, starrte

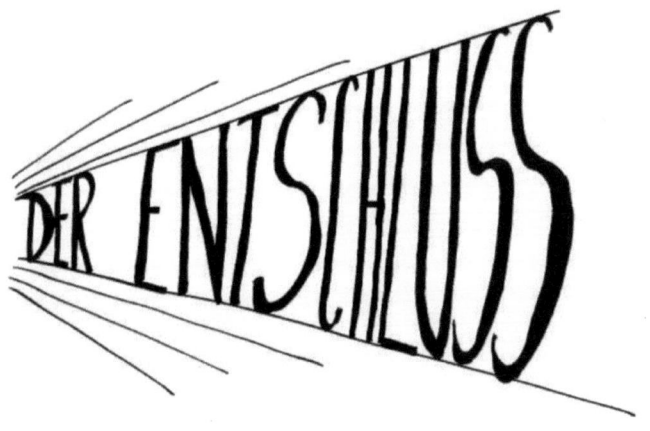

in den klaren Sternenhimmel und fragte mich: „Was macht

dich glücklich, Corinna?" „Meine Kinder", kam mir als erstes in

den Sinn. Und... danach kamen nur mehr noch negative

Gefühle. In all meiner Unzufriedenheit begann ich mir zu

überlegen, was ich ändern müsse und wo ich beginne. Die

Lieblingsbeschäftigung meines damaligen Partners bestand darin, auf dem Bett zu liegen und dabei essend Filme zu schauen. Er pflegte keinerlei soziale Kontakte, zeigte keinerlei Interesse an seiner Familie und Freunden oder am Zelebrieren von Bräuchen und Festen. Er war das genaue Gegenteil von mir und meinen innersten Wünschen. Ich fühlte mich immer einsamer, mein Leben wurde zusehends unerträglicher. Deshalb fasste ich im Sommer den Entschluss, mich von meinem Mann zu trennen. Und ich tat es auch!

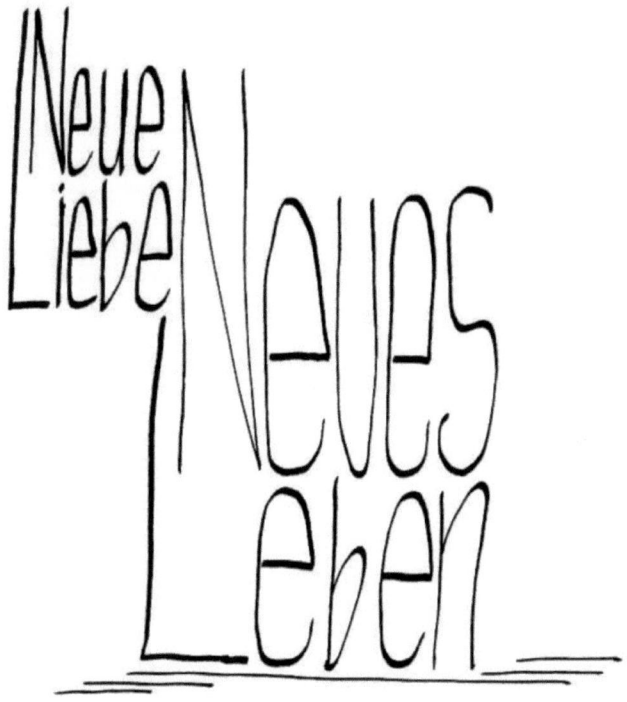

5. Neue Liebe – Neues Leben

*O*ffen für Neues und bereit für Veränderung lernte ich meinen

jetzigen Mann kennen, der genau das verkörperte, was ich

schon lange suchte. Er war in gewisser Weise auch Motivation

für mich, dass ich mich verändern möchte. Er hatte selbst

bereits viel abgenommen und erklärte mir, wie auch ich es schaffen konnte. Ausschlaggebend war seine Aussage: „Zuerst musst du es selber wollen!" Im Jänner 2013 wog ich 118 kg. Ich stöberte meinen Kleiderkasten durch und fand eine Jeans, die ich schon seit 10 Jahren nicht mehr getragen hatte, weil ich nicht hineinpasste. Also nahm ich mir vor, dass mir diese Hose unbedingt wieder passen musste. Ich ernannte sie zur „Motivationshose".

6.   2013 – Essen – Bewegung

Ziel: 24 STUNDEN BURGENLAND EXTREM TOUR

*A*n schönen, sonnigen Tagen ging ich vormittags spazieren.

Mittels einer Pedometer App, die ich auf meinem Handy

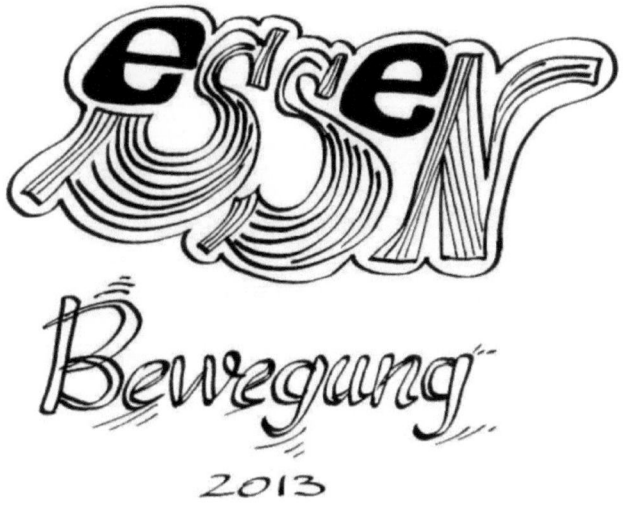

installiert hatte, konnte ich die Zeit und die zurückgelegten

Kilometer nachverfolgen. Es waren vier bis fünf Kilometer pro

Tag, die ich in 40 Minuten zurücklegte. Während meiner

Spaziergänge hörte ich Musik oder beobachtete die Natur; an schönen Tagen genoss ich die warmen Sonnenstrahlen, an weniger schönen Tagen motivierte ich mich durch die Natur oder legte den Fokus auf mich und meine Gedanken. Seien wir uns ehrlich: Gedanken über uns selbst zu machen ist nicht unbedingt einfach! Nach dem Spaziergang kochte ich mir ein gesundes, nahrhaftes Essen und versuchte, über den ganzen Tag verteilt eineinhalb bis zwei Liter Mineralwasser zu trinken. Kaffee durfte natürlich auch nicht fehlen. Ich ging jeden Tag spazieren und achtete darauf, dass ich ein schnelles und zügiges Tempo erreichte, um auch ein wenig ins Schwitzen zu kommen. Schließlich sollte die Fettverbrennung angeregt werden. Manchmal aß ich abends gar nichts, manchmal nur ein bisschen Gemüse, Käse und ein wenig Brot. Manchmal freute ich mich nur auf einen Kaffee. Im Mai 2013 hatte ich 15 kg weniger. Die ersten Reaktionen meines Umfelds waren äußerst positiv. Ich war extrem stolz auf mich und passte sogar in meine „Motivationshose"! Durch die verlorenen Kilos wurde ich zunehmend beweglicher, war schneller unterwegs, aktiver und fühlte mich insgesamt rundum wohl. Eine tolle Erinnerung an diese Zeit war der Ausflug zur Schischanze Planica in Slowenien. Mein Mann und ich fuhren hin, um uns diese Großschanze einfach nur anzuschauen und entschieden spontan, die vielen Stufen bis zum Schanzenstart hinaufzugehen. Es waren 1000 Stufen! Monate zuvor hätte ich es mir niemals vorstellen können, dass ich einen solchen Aufstieg schaffen würde. Wir freuten uns riesig über dieses Erfolgserlebnis und behalten es in bleibender Erinnerung. Schließlich war das ein außerordentliches Ereignis!

Ich beschloss, mir eine weitere „Motivationsjeans" zu kaufen. Die Hose war mir zu diesem Zeitpunkt zwei Nummern zu klein. Nach dem Motivationsschub in Planica entschieden wir uns für die Teilnahme an der 24 STUNDEN BURGENLAND EXTREM TOUR um den Neusiedler See. Mein Mann war bereits im Vorjahr dabei gewesen, und ich schlug in der Schule, an der ich zu dieser Zeit unterrichtete, die Teilnahme der gesamten Schule vor. Das Projekt sollte im Jänner 2014 stattfinden. Bei der 24 STUNDEN BURGENLAND EXTREM TOUR wird der Neusiedler See umrundet, was gleichbedeutend ist mit 120 Kilometern in 24 Stunden. 120 Kilometer gehen? Ich konnte mir nicht einmal im Traum ausmalen, diese Distanz zu bewältigen. Meine Schule entschied sich, die Schüler in Etappen mitgehen zu lassen; die letzte Etappe, die in der Nacht zu gehen war, sollte ein Lehrerteam vollenden. 30 Kilometer mit Start um 22 Uhr? Das klang schon weitaus realistischer! Trotzdem war diese Distanz eine große Herausforderung für mich. Vier Monate davor starteten wir mit dem Training. Dieses bestand aus Spaziergängen von mindestens fünf Kilometern Länge pro Tag.

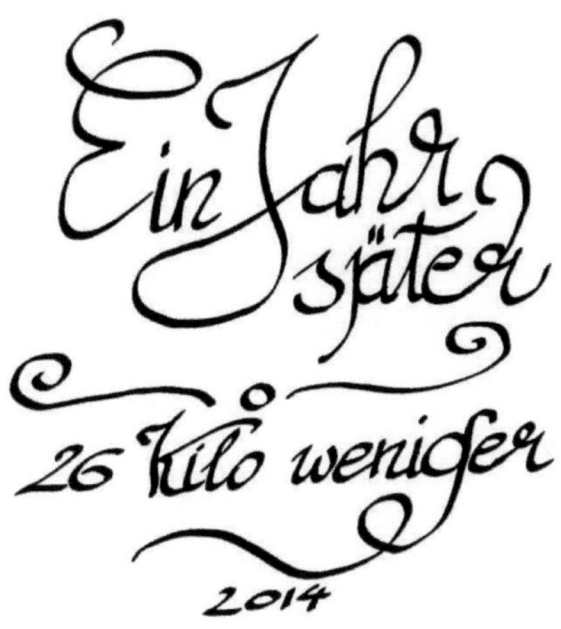

7.   2014 – Ein Jahr später – 26 kg weniger

Durch die 24 STUNDEN BURGENLAND EXTREM TOUR im Jänner 2014 lernte ich meine persönlichen Grenzen kennen; in 8 Stunden bewältigte ich dreißig Kilometer zu Fuß. Im Ziel überkam mich ein Wechselbad der Gefühle: von tiefster Erschöpfung bis hin zu Glück, Erleichterung, Freude und Stolz.

Schon bald nahm ich mein nächstes Ziel in Angriff. Nach einer Pause von achtzehn Jahren beschloss ich, wieder Ski zu fahren. Es kostete mich einiges an Mut und Überwindung mir das Ski fahren nach der langen Pause überhaupt zuzutrauen. So fuhr ich mit einer Freundin gemeinsam nach Kärnten, um dort einen Tag am Berg zu verbringen. Beim Skiverleih wurde ich als Erstes nach meinem Gewicht gefragt. „92 Kilo", lautete meine stolze Antwort. Nach all den Jahren mit 100 kg plus war das wirklich ein Erfolgserlebnis! Das Skifahren war herrlich, und ich wurde für meine Abnehmarbeit belohnt.

2015 – Ein aktives Jahr – die Belohnung meines Tuns

In diesem Jahr unternahmen wir sehr viele Aktivitäten, die eine gute Fitness voraussetzten. Ich hielt mein Gewicht bei 95kg – Schwankungen von plus/minus zwei Kilogramm gehörten jedoch dazu. Jedes Mal, wenn ich etwas mehr naschte oder ungesünder aß, war ich mir bewusst, dass ich mich an den darauffolgenden Tagen wieder einhalten musste, um nicht gleich wieder 10 kg mehr auf die Waage zu bringen.

Ich ging schwimmen, Rad fahren und wandern. Zu dieser Zeit war es kein Problem für mich, den ganzen Tag auf den Beinen zu sein. Doch dann kam es wieder ganz anders, und mein Leben entwickelte sich in die entgegengesetzte Richtung. Dass ich nach zwei Schwangerschaften 40 kg mehr haben würde, hätte ich mir zu dieser Zeit nicht gedacht.

8.   Schwanger mit Kind drei und vier

2016 – Schwangerschaft Nummer 3 - 108 kg

*H*eirat, Umzug und Familienplanung ließen nur wenig Platz

für Achtsamkeit in Bezug auf mein Gewicht. Dieses war mir zu

der Zeit weniger wichtig; ich investierte all meine Energie in

meine Beziehung, meine Kinder und unsere Familienplanung.

Die zusätzliche Energie gewann ich aus einigen zusätzlichen

Kilos. Somit hatte ich zu Beginn der dritten Schwangerschaft

108 und nach der Geburt 125 kg, die

mir blieben. Auch in dieser Zeit

drehte sich mein ganzes Leben um

das Baby. Ich denke, das ist ganz

natürlich, und es war für mich zu

dieser Zeit auch völlig in Ordnung.

Ein   schmackhaftes,   gehaltvolles

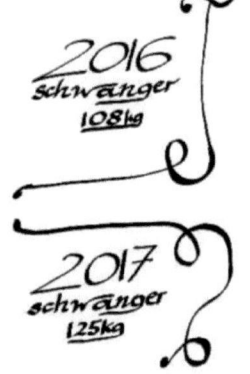

Essen half mir, meinen stressigen Alltag – insbesondere die

schwierigen Tage – leichter zu meistern. Bewegung war nur im

Schneckentempo möglich. Nach einem halben Jahr des Nicht-Schwangerseins freuten wir uns über erneuten Nachwuchs.

2017 – Schwangerschaft Nummer 4 - 125kg

Die vierte Schwangerschaft war enorm beschwerlich. Abgesehen von meinem Alter und meinem Gewicht machten mir die Hormone sehr zu schaffen. „Wie mit 90" erwiderte ich stets die Frage, wie es mir gehe. Ich konnte mich nur schwer bewegen; das Stiegen steigen wurde immer beschwerlicher. Im rechten Knie bekam ich extreme Schmerzen; das Aufstehen von einem Sessel war nur mit Hilfe möglich. In die Badewanne krabbelte ich auf allen Vieren. Vom WC erhob ich mich mit Abstützen. Ich war 38 Jahre alt und wäre am liebsten nur noch im Bett liegen geblieben. Dieses Gefühl der Hilflosigkeit machte mich sehr oft fertig. Da ich in beiden Schwangerschaften einen erhöhten Zuckerwert hatte, traf ich eine Ernährungsberaterin, die mir wertvolle Tipps für eine ausgewogene Ernährung gab. Ich schwor mir in besonders schwierigen Zeiten, dass ich nach der Schwangerschaft sofort abnehmen müsse. Nach der Schwangerschaft und Stillzeit hatte ich 138 kg! Ich war am Höhepunkt meiner bisherigen Gewichtsgeschichte angelangt. Zu diesem Zeitpunkt begann die Geschichte meiner Vision!

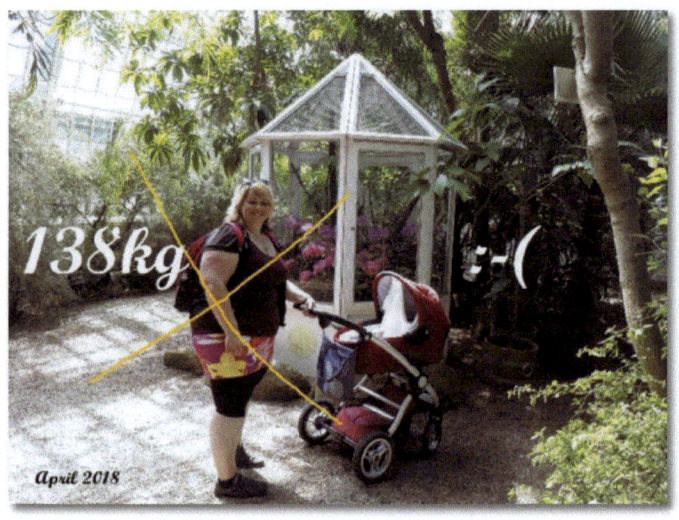

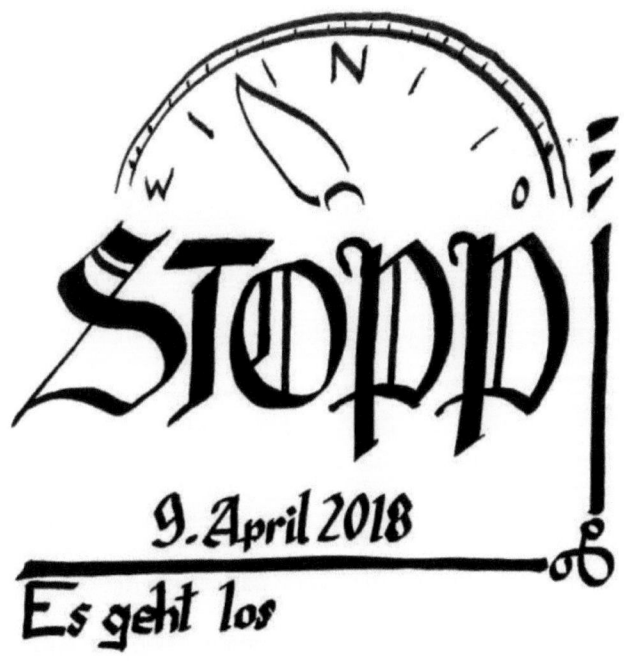

9. Es geht los – 09. April 2018

*D*ie körperlichen Beschwerden hielten auch nach der Geburt

an. Irgendwann bemerkte ich, dass ich ohne Humpeln gar

nicht mehr gehen konnte. Der Einkaufswagen war mir eine

willkommene Stütze. Das Stiegen steigen war mir nur mit

Pausen zwischen den einzelnen Schritten möglich. Mein Knie schmerzte bei jeder Bewegung. Es war mir bewusst, dass mein Knie angesichts meines großen Gewichts nicht ewig funktionieren können würde. Es dauerte einige Zeit, bis ich mir eingestand, dass dringender Handlungsbedarf bestand. Ich musste abnehmen. In der Hoffnung, eine Heilsalbe gegen meine Knieschmerzen verschrieben zu bekommen, suchte ich meinen Hausarzt auf. Wahrscheinlich brauchte ich die Gewissheit, dass meine Schmerzen ausschließlich aus meinem Übergewicht resultierten. Der Arzt fragte nach meinem Gewicht und schlug mir vor, das Knie mittels MRT (Magnetresonanztomogramm) zu untersuchen. Außerdem meinte er, dass ich sechs Stunden in der Woche Rad fahren und jeden zweiten Tag nichts essen solle. Buh, das waren harte Worte! Die MRT - Untersuchung brachte natürlich gar nichts, der Ratschlag meines Arztes war gut gemeint, aber für mich überhaupt nicht realisierbar. Ich musste mir selbst einen Plan zurechtlegen, der auf mich und meine Situation zugeschnitten war. Ich konnte es nicht erwarten, dass die Osterjause endlich vorbei war, damit ich mein erstes Ziel definieren konnte, wo es für mich hieß: Los geht`s, jetzt oder nie!

9.April 2018: Los geht's!

Es dauerte Tage, bis ich meine Ziele definiert hatte. Ich schreibe bewusst in der Mehrzahl, denn es ging um viele Ziele, die letzten Endes zu einem großen Ziel führen sollten. Das große Ziel stand für mich eindeutig fest. Ich musste 40 kg abnehmen, um das Gewicht wiederzuerlangen, das ich vor Schwangerschaft Nummer drei gehabt hatte. Weiters überlegte ich mir, wie ich ein Training in meinen Tagesablauf, der mit der Betreuung meiner Babys komplett ausgefüllt war, integrieren konnte. Ein Heimtrainer stand schon lange im Kinderzimmer, ein CD-Player mit meinen Lieblings-CDs verstaubten dort in den Regalen. Nun suchte ich nach einer Lösung, die ich auch fand. Meine Trainingszeit konnte jeden Tag, wenn mein Mann von der Arbeit nach Hause kam, ab 17 Uhr stattfinden. Für mich war von Anfang an klar, dass ich Rad fahren wollte, denn das war ein Sport, der mir schon immer sehr großen Spaß gemacht hatte. Ein Sportfreak war ich noch nie. Gerade deshalb erscheint es mir besonders wichtig, dass sich jeder, der sich bewegen soll, einen Sport aussucht, der ihm Freude macht. Ich nahm mir vor, zwanzig Minuten zu radeln. Was sind schon zwanzig Minuten? Ich merkte bald, dass es kein großer Aufwand ist, sich diese Zeit für sich selbst zu nehmen. Für mich war es auch besonders motivierend, während des Trainings meine Lieblingsmusik zu hören. So freute ich mich oft nicht nur auf das Rad fahren, sondern viel mehr auf die laute Musik. So lieb meine Babys auch waren, es war ungemein erfrischend, ein wenig von der Babywelt abzuschalten. Meinen Körper spüren, für mich allein etwas tun, laute Musik hören, lautstark mitsingen und noch dazu Sudoku spielen. Ja richtig, Sudoku! Ich zog dieses Programm wirklich jeden Tag durch.

Mein Radtraining am Heimtrainer:

- Timer auf 20 Minuten stellen.

- Zehn Minuten Rad fahren.

- Nach 10 Minuten Rad fahren die Hälfte des halben Liters Mineralwasser trinken.

- Handy auf das Rad klemmen (mit Gummiband befestigen.

- Sudoku – App aufrufen.

- Gegen Ende der 20 Minuten Rad fahren schneller werden.

- Restliches Mineralwasser austrinken.

- Nach dem Training: einen kleinen Kaffee trinken.

Am Ende meines Trainings war ich erschöpft, aber glücklich, wenn ich zwei Runden Sudoku geschafft hatte. Sudokus halfen mir, mich von den Anstrengungen des Trainings abzulenken, insbesondere in der zweiten Hälfte. Auf die Frage meines Mannes nach dem Training, ob ich nun glücklich sei, stellte ich ihm stets die Gegenfrage, was mich an der Anstrengung und dem schweren Training glücklich machen solle. Ich war jedes Mal einfach nur froh, dass ich es geschafft hatte. Richtig freute ich mich, wenn ich innerhalb der letzten 10 Minuten zwei Runden Sudoku schaffte.

10. Meine Ziele

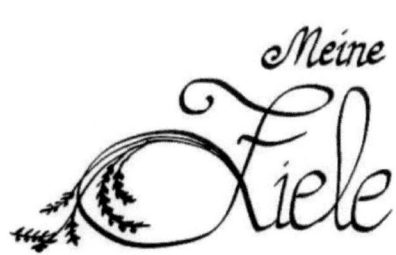

Welche Ziele hatte ich? Ich wollte endlich wieder fit sein. Auch in Hinblick darauf, dass ich bald wieder meine Unterrichtstätigkeit aufnehmen würde, musste ich beweglicher werden. Das bedeutete, ich musste Gewicht verlieren, viel Gewicht sogar. Ein schickes neues Outfit und neue Schuhe waren ein Ziel. Meine Kinder werden immer schneller, und ich möchte ihnen hinterherlaufen können. Wir wollen mit unseren Kindern Rad fahren, Ski fahren, wandern und schwimmen. Mit 138 kg wäre ich nicht in der Lage, all das zu tun. Aus genau diesen Gründen erarbeitete ich mir meinen ganz persönlichen Abnehmplan. Dieser ist am Ende des Buches kurz und übersichtlich zusammengefasst.

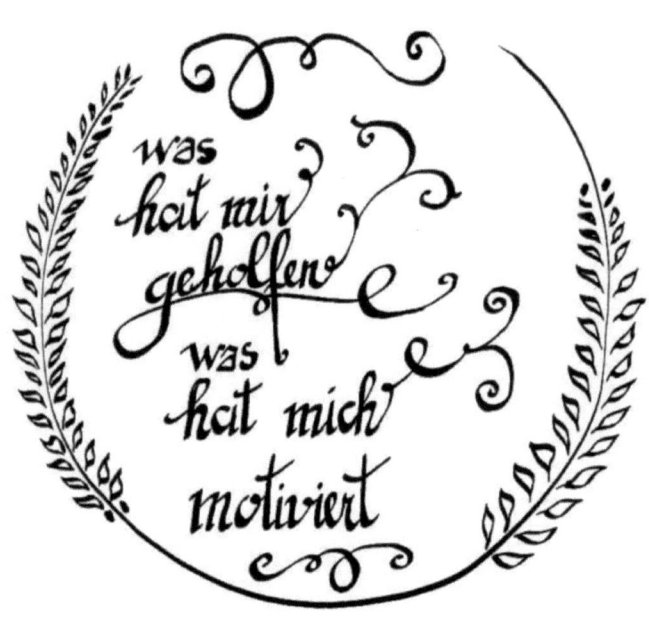

was
hat mir
geholfen
was
hat mich
motiviert

11. Was hat mir geholfen, mich motiviert?

*I*ch führte ein Kilo-Tagebuch am Handy. Auf diese Weise konnte ich mir meine Gewichtsentwicklung praktisch und schnell vor Augen halten. In eine einfache Notiz-App trug ich täglich mein Gewicht ein. Dazu wog ich mich jeden Tag zur selben Zeit ohne Kleidung in der Früh nach dem Aufstehen. Das tägliche Wiegen hatte zwei Vorteile: einerseits motivierte es mich, wenn ich einen Erfolg ablesen konnte, andererseits konnte ich dagegen steuern, wenn die Waage doch wieder mehr Gewicht anzeigte.

Auf meinem Handy speicherte ich das Kilo-Tagebuch unter „Kg 1.0". Ich begann mit 138,1 kg und hatte nach nur zehn Tagen 132,2 kg. Ich aß mittags weniger und abends noch weniger. Ich begann, Rad zu fahren, wobei ich mich ganz langsam steigerte. Beim ersten Training schaffte ich nur fünf Minuten. Das war besorgniserregend wenig, aber zumindest spürte ich die Schmerzen in meinem Knie während des Rad fahrens kein bisschen. Deshalb blieb ich auch beim Rad fahren, weil mir dieser Sport schon immer guttat. Allerdings bin ich nicht täglich geradelt. Das wäre ein zu hohes Ziel gewesen! Es gab auch schlechte Tage, an denen ich einfach zu müde oder zu gestresst von den Kindern war, oder an denen die Hormone entweder verrücktspielten oder meine Beine zu schwer zum Radeln waren. Ich steigerte meine Trainingseinheiten immer mehr; die laute Musik während des Rad fahrens genoss ich, weil ich mich so noch viel besser auf mich und meinen Körper konzentrieren konnte.

Ich absolvierte mein Training nicht jeden Tag. Das wäre in meiner Situation schlichtweg nicht machbar. Ich bin auch keine übertriebene Fitnessanhängerin, sondern möchte einfach anderen Menschen zeigen, dass eine Gewichtsabnahme, auch von viel Gewicht, möglich ist. Du hast eine Schwangerschaft oder schwierige Lebensphase hinter dir und hast an Gewicht zugelegt? Du kannst die überschüssigen Kilos problemlos loswerden, wenn du dich und deinen Körper gut kennst. Ich bin der beste Beweis dafür, dass man in einem Jahre 30 kg abnehmen kann, ohne sich dabei zu kasteien und die Lebensfreude zu verlieren. Das Gegenteil war bei mir der Fall, denn das Abnehmen hat mir zusätzliche Freude und Erfahrungen geschenkt, die ich gar nicht mehr missen möchte. Selbstverständlich war das Training am Heimtrainer kein Honigschlecken und ich verfluchte die leckeren belgischen Pralinen, denen ich am Vortag nicht hatte widerstehen können. Es waren nur 20 Minuten Training pro Tag, die am nächsten Tag so viel auf der Waage verändern konnten. Ein Kilo weniger auf der Waage sehen und es gleich ins Kilo-Tagebuch eintragen, wenn das keine Motivation ist! Meine Mühen machten sich also bezahlt. Ich gewann Freude und Glück über das verlorene Gewicht und erhielt die Bestätigung, dass sich die 20 Minuten Training am Vortag ausgezahlt hatten. Im Laufe der Monate wurde mir bewusst, dass Abnehmen harte Arbeit war, und dass ich auf meine bisherigen Erfolge stolz sein konnte. Rückblickend auf die vergangenen Monate stellte ich fest, dass meine

Gewichtsabnahme nach dem folgenden Muster verlief: pro Monat nahm ich im Durchschnitt fünf Kilogramm ab, einmal mehr, einmal weniger, in einigen Monaten stagnierte mein Gewicht sogar. Es sollte sich niemand entmutigen lassen, wenn man nach drei aufeinander folgenden Tagen plötzlich kraftlos ist und keine Energie mehr für ein Training aufbringen kann. Auch ich hatte aktive Phasen, in denen ich an fünf Tagen in Folge 20 Minuten am Heimtrainer radelte, die sich mit lustlosen Phasen abwechselten, in denen ich kein Training schaffte; in diesen Phasen konnte ich mich nicht zum Training aufraffen, weil ich viel Hausarbeit zu erledigen hatte. Aber auch mit Putzen, Schwitzen und abends nichts Essen verliert man Gewicht. Wichtig ist, sich nicht entmutigen zu lassen, wenn das Training nicht so ganz nach Plan verläuft.

Solange man in Bewegung ist und schwitzt, wird der Stoffwechsel angeregt, und der Körper verbrennt unnötiges Körperfett. Montag war jedenfalls immer Suppentag zur Entschlackung. Ich hatte schon immer das Problem, dass sich in meinem Körper viel Wasser ansammelte; auch der Stoffwechsel funktionierte nicht einwandfrei. Deshalb war ein Tag pro Woche fürs Entschlacken reserviert, damit mein Körper überschüssiges Wasser loswerden und Giftstoffe ausscheiden konnte.

Nach dem Mittagessen nichts mehr zu essen stellte sich für mich als Erfolgsrezept heraus. Natürlich geht das nicht von heute auf morgen. Hat man erst einen Rhythmus gefunden, knurrt abends auch nicht mehr der Magen. Auf meine Mittagsmahlzeiten komme ich in einem späteren Kapitel nochmals ausführlicher zurück.

Eine riesengroße Stütze war mir auch mein Mann, der mich stets – auch in Hoch-Zeiten mit knapp 140 kg – mit Komplimenten und aufmunternden Worten anspornte. Vor dem Training wünschte er mir ein schönes Training und danach gratulierte er mir, dass ich das Training absolviert hatte. Als ich die ersten 5 Kilos verlor, fiel ihm meine Gewichtsabnahme sofort auf. Seine lobenden Worte stärkten mein Selbstvertrauen und gaben mir einen Motivationsschub. Ab und zu schauten wir uns Fotos von mir mit 40 kg weniger an. Mein Mann beteuerte immer, dass er mich liebte, so wie ich bin, egal ob mit 40 kg mehr oder weniger. Ich liebe meinen Mann über alles! Ich kann nur jedem Menschen einen solchen Partner wünschen. Partner können und sollen sich gegenseitig unterstützen und bestärken.

12. Kleine Ziele – Große Wirkung

*I*n der Anfangszeit notierte ich mir an jedem Wochenende ein bestimmtes Gewichtsziel. Im Schnitt strebte ich eine Reduktion von zwei Kilo pro Woche an, wobei ich nicht so streng mit mir war. Manchmal schoss ich sogar über mein Ziel hinaus, was mich ganz besonders freute. Ich wurde mit einem immer besseren Körpergefühl belohnt. Zudem merkte ich die Gewichtsabnahme auch an

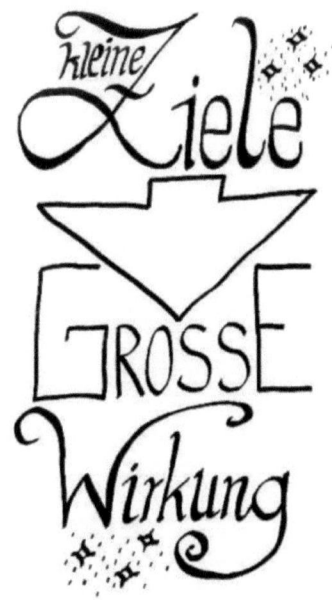

meiner Kleidung, wenn etwa die Hose nicht mehr so eng anlag. In solchen Fällen belohnte ich mich zum Beispiel mit neuer Unterwäsche. Zu Beginn meiner Gewichtsabnahme, knapp nach der letzten Schwangerschaft, glichen meine Unterhosen eher Zirkuszelten. Bequem waren sie, ja, aber nicht unbedingt das, was man als „sexy" ansehen würde. Wenn ich mich in der Wohnung bewegte, versuchte ich, immer einen Schritt schneller unterwegs zu sein. Kein langsames Herumschlürfen, sondern zügiges Erledigen der Hausarbeit verhalfen mir zu einem zunehmend aktiveren Körpergefühl. In unserem Schlafzimmer stehen ein Doppelbett, ein großer Kleiderschrank und das Gitterbett unserer kleinen Tochter. Wenn sie wieder einmal nicht schlafen konnte, musste ich sie eine Zeit lang hin und her tragen und schaukeln bis sie schlief. Aufgrund meiner Körperfülle war es für mich damals schwierig, in dem schmalen Gang zwischen Bett und Kasten auf- und abzugehen, ohne am Kasten oder Bett zu streifen. Nachdem ich die ersten Kilos verloren hatte, hatte ich endlich problemlos zwischen Bett und Kasten Platz. Auch Stiegen steigen gelang mir zunehmend leichter. Endlich wieder wie ein normaler Mensch die Stiege hochgehen! Ich hatte immer das Gefühl, dass meine Mitmenschen meine Freude über diese

Erfolgserlebnisse nicht nachvollziehen konnten. Für mich persönlich war es jedenfalls eine große Leistung und Beweis dafür, dass ich beweglicher geworden war. Erfolgserlebnisse wie diese motivierten mich ungemein. Sobald sich ein Erfolg einstellt, resultiert daraus Motivation auf ein neues Vorhaben mit einem oder mehreren Zielen; dann kommt wieder ein Erfolgserlebnis, sei es auch nur zu einem kleinen Zwischenziel, das uns für den weiteren Weg motiviert. Dieses einfache Prinzip lässt sich auf alle möglichen Lebensbereiche anwenden. Lotto spielt man auch eher dann wieder, wenn man schon einmal gewonnen hat. Ich denke, man scheitert im Leben an zu hoch gesteckten Zielen. Man fokussiert sich auf das eine große Ziel und glaubt, dass man es schafft. Letztlich sind es aber die kleinen Zwischenziele, die zum großen Ziel führen. Ein gutes Beispiel für ein zu hoch gestecktes Ziel sind die Neujahrsvorsätze, zum Beispiel „Ich werde 10 kg abnehmen." Manche Menschen glauben, das geht so einfach. Die meisten Abnehmwilligen wollen eine klassische Diät machen. Der Diätmarkt ist äußerst vielfältig, und für jeden Typ ist das passende Produkt oder die passende Diät dabei. Aber gibt es bei einer Zwei-Wochen-Diät Zwischenziele? Ist in diesen zwei Wochen Platz für schlechte Tage? Gibt es Platz für Hormone, die in unserem Körper manchmal die Kontrolle übernehmen? Ich kann solchen strengen Diäten nichts abgewinnen und bin der Meinung, dass man im Einklang mit seinem eigenen Körper arbeiten muss. Zudem muss man sich Strategien zurechtlegen, wie man zum Beispiel Festtage, an denen man Gäste bewirtet, gestaltet, um einer möglichen Gewichtszunahme entgegenzusteuern. Um kleine Zwischenziele überhaupt definieren zu können, muss man sich im Vorfeld folgende Fragen stellen:

Was stört mich? In meinem Fall war es die Unmöglichkeit, Stiegen zu steigen, ohne dabei völlig außer Puste zu geraten.

Was macht mich glücklich? In meinem Fall war es beispielsweise eine hübsche neue Unterwäsche.

13. Gute Tage - Schlechte Tage

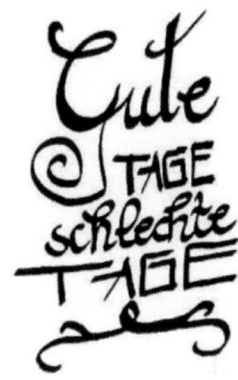

*A*n meinen Trainingstagen wollte ich nicht all meine Anstrengungen und Mühen durch wahlloses Naschen zunichtemachen. Zumindest wollte das mein Verstand nicht.

Trotzdem gab es immer wieder Rückschläge. Ich war Rad fahren und schwitzte, kochte mir danach ein gesundes, nahrhaftes Essen, um am Abend eine Packung Chips in mich hineinzustopfen. Gerade durch diese Rückschläge lernte ich, besser auf meinen Körper und meine Bedürfnisse zu hören. Ich lernte, mich zu fragen: Bin ich tatsächlich hungrig? Oder möchte vielleicht etwas Anderes in mir genährt werden, und nicht mein Magen? Natürlich kann ein übermäßiges Hungergefühl auch hormonell bedingt sein oder aus einem Energiedefizit resultieren. Auch ein Wetterumschwung oder

der Mond beeinflussten mein Hungergefühl. Besondere Ereignisse wie Geburts- oder Feiertage stellten eine Herausforderung für mich dar. Meine Strategie für solche Feiern war, meinen Fokus mehr auf das Ereignis selbst als auf das Essen zu legen. Essen war erlaubt, aber hauptsächlich den Gästen vorbehalten. Mit Hingabe bereitete ich reichhaltige Jausenplatten und Brötchen zu, die ich noch mit Mayonnaise und gekochtem Ei verzierte. Es gab Tage, an denen ich nur wenig kostete und mich mehr darüber freute, wie die Gäste zulangten, doch es gab auch Tage, an denen auch ich das reichhaltige Buffet im Übermaß genoss.

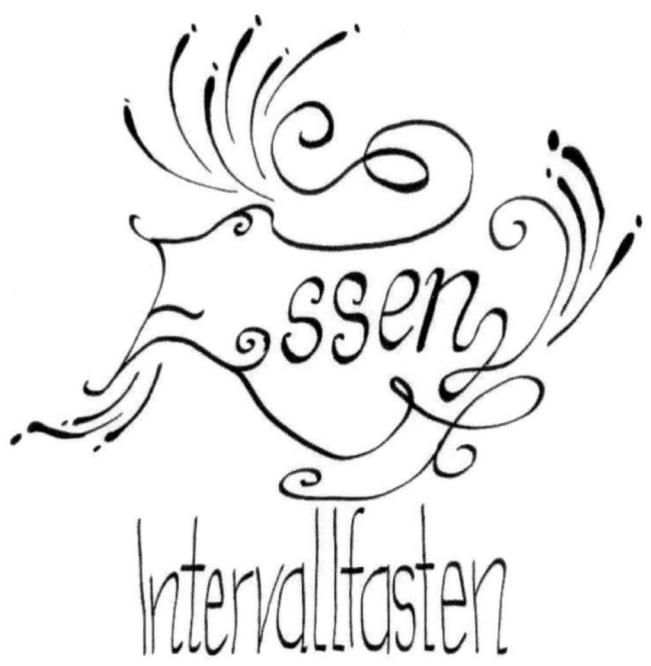

Intervallfasten

14. Essen: Dinner Cancelling/Intervallfasten

a. Dinner Canelling ohne hungern

$\mathcal{M}$einer Meinung nach ist der Stoffwechsel ein Thema, über das man unbedingt Bescheid wissen muss. Denn wie der Motor eines Autos funktioniert auch unser Körper nur dann einwandfrei, wenn wir ihm die richtigen Kraftstoffe zuführen.

WISSENSWERTES ÜBER DEN STOFFWECHSEL

„Guter Stoffwechsel, schlechter Stoffwechsel, den Stoffwechsel ankurbeln, anregen, antreiben... Das Wort Stoffwechsel ist häufig in Gebrauch – und wird dabei oft falsch verwendet. Denn: Stoffwechsel ist nicht dasselbe wie Verdauung.

Richtig ist: Stoffwechsel – auch Metabolismus genannt – ist die Grundlage aller lebenswichtigen Vorgänge im Körper. Unter Stoffwechsel versteht man grob gesagt alle biochemischen Vorgänge, die innerhalb der Zellen ablaufen. Anders gesagt:

Die Bestandteile der zugeführten Nährstoffe werden in den Zellen verstoffwechselt – also abgebaut, umgebaut und zu neuen Produkten aufgebaut.

Der Körper sorgt somit ständig für sich selbst – indem er zugeführte Nährstoffe, Vitamine, Mineralien und Spurenelemente nutzt oder auf Reserven zurückgreift. All das ist nötig, damit die Vielzahl lebensnotwendiger Vorgänge und Funktionen unseres Körpers ordnungsgemäß ablaufen. Wichtig für den Stoffwechsel sind außerdem Hormone und Enzyme. Der Stoffwechselprozess wird wesentlich durch das Hormon- und Nervensystem gesteuert. Aber auch Umweltfaktoren beeinflussen den Stoffwechsel, etwa die Temperatur. Das wichtigste Stoffwechselorgan ist die Leber.

Verdauung ist nicht gleich Stoffwechsel. Damit der Körper alle seine Aufgaben erfüllen kann, benötigt er Energie. Bereitgestellt wird diese Energie aus den Makronährstoffen - Kohlenhydrate, Fetten und Eiweißen - die wir mit der Nahrung aufnehmen. Die Verdauung ist gewissermaßen die Voraussetzung für den Stoffwechsel. Im Magen und im Darm werden die Nährstoffe in ihre Bestandteile zerlegt. Kohlenhydrate werden zu Einfachzuckern, Eiweiße zu Aminosäuren, Fette zu Fettsäuren und Glyceriden abgebaut. Der Darm kann Nährstoffe nur in ihrer zerlegten Form resorbieren. Anders gesagt: Sie werden so klein gespalten, dass der Darm sie aufnehmen und ins Blut überführen kann. Das Fett wird für das Blut extra transportfähig gemacht.

Der Blutkreislauf ist quasi das Verteilungsmedium. Er ist die Straße, welche die Nährstoffe in sämtliche Zellen des Körpers schleust. Ist von "Nahrung verstoffwechseln" die Rede, ist damit der Prozess gemeint, der nach der Verdauung und dem Transport über die Blutbahn in den Zellen passiert.

Zentral im Stoffwechsel: Kohlenhydrate, Eiweiß, Fett, Mineralstoffe

Es gibt verschiedene Arten von Stoffwechsel, zum Beispiel benannt nach den Substanzen, die dabei verarbeitet werden:

- Kohlenhydratstoffwechsel: In der Verdauung wurden die komplexen Kohlenhydrate aus der Nahrung in Einfachzucker (zum Beispiel Glukose, Fruktose) zerlegt. Die Zuckermoleküle gelangen über das Blut in die Zellen, wo der eigentliche Stoffwechselprozess stattfindet. Der Körper kann aus den Einfachzuckern Energie gewinnen. Steht gerade genügend Energie zur Verfügung, wird der Einfachzucker in der Leber und der Muskulatur zu neuen Stärkemolekülen (Mehrfachzucker) zusammengesetzt und gespeichert.

- Eiweißstoffwechsel (Aminosäurestoffwechsel): Bei der Verdauung von Eiweißen entstehen Aminosäuren. Diese gelangen über die Blutbahn in die Zellen. Dort dienen sie einerseits zur Energiegewinnung; andererseits benötigt sie der Körper zum Aufbau von Muskelzellen, Hormonen und Enzymen.

- Fettstoffwechsel: Fett dient der Energiegewinnung in den Zellen und ist außerdem der wichtigste Energiespeicher. Schließlich wird Fett unter anderem für die Bildung von

Hormonen und Botenstoffen benötigt. Was der Körper nicht braucht, speichern die Fettzellen für "schlechte Zeiten".

- Mineralstoffwechsel: Hier wird zum Beispiel Kalzium und Phosphor zum Aufbau der Knochen bereitgestellt. Kalziumionen sind etwa auch für die Muskelarbeit unerlässlich."

[https://www.apotheken-umschau.de/Ernaehrung/Was-ist-eigentlich-Stoffwechsel-175195.html]

Einfach gar nichts zu essen und zu glauben, dass man auf diese Weise Gewicht verliert, ist ein absoluter Irrglaube. Ich selbst entschied mich für diese Methode, um meine allmorgendlichen Bauchschmerzen loszuwerden. Immer, wenn ich abends noch etwas aß, wurde ich am nächsten Morgen von heftigen Schmerzen im Bauch geplagt. Ich probierte es aus, das Abendessen wegzulassen und fühlte mich am nächsten Morgen extrem gut und frisch. Dies hatte folgende positive Nebeneffekte: Der Start in den Tag war um vieles angenehmer, ich verlor an Gewicht und mein Körpergefühl zu Tagesbeginn war so gut, dass ich meine Motivation, auf meine Essensmenge zu achten, beibehalten konnte.

Nachdem ich schon über Monate hinweg meine persönliche Methode erfolgreich angewandt hatte, las ich zufällig, dass ein Molekularbiologe namens Slaven Stekovic ein Buch veröffentlichte und darin belegt hatte, dass eine Zellreinigung in unserem Körper stattfindet, wenn wir 16 – 20 Stunden am Stück fasten. So soll ein Entschlackungs- und Verjüngungsmechanismus angekurbelt werden. Das heißt, meine intuitiv angewandte Dinner-Cancelling-Methode ist erwiesenermaßen positiv für meinen gesamten Organismus.

Wie schafft man es nun, abends nichts zu essen, OHNE dabei zu hungern?

Um es gleich vorwegzunehmen, ich schaffte es nicht jeden Tag, abends überhaupt nichts zu essen. Zu Beginn nahm ich abends weniger Kohlenhydrate zu mir. Ein typisches

Abendessen bestand aus viel Gemüse und Käse, etwas Wurst und ganz wenig Brot. Die genauere Speisenabfolge bzw. verschiedene Gerichte beschreibe ich in den nächsten Kapiteln noch genauer. Es war mir wichtig, dass ich mir schon einige Tage im Voraus einen Essensplan erstellte und mir Folgendes überlegte: Was habe ich schon lange nicht mehr gegessen? Was möchte ich endlich 'mal wieder kochen? Ich wollte mit dieser Methode unkontrollierte Essattacken verhindern. Zunächst begann ich, ab 16 Uhr nichts mehr zu essen. Zu Beginn meiner Diät aß ich am Vormittag Cornflakes oder ein Müsli und zu Mittag eine kleine Portion Mittagessen mit Salat. Um 16 Uhr genoss ich noch ein Naturjoghurt mit frischen Früchten, süßte es mit flüssigem Süßstoff und freute mich über dieses leckere Zwischengericht. Ich plante für 18 Uhr einen Kaffee ein; meistens ging es sich mit dem Training aus, dass ich direkt im Anschluss an das Training einen kleinen Kaffee mit Milch trinken konnte. Auch an trainingsfreien Tagen trank ich meinen Kaffee am Abend. Es war überhaupt wichtig, viel zu trinken. Wenn die Kinder im Bett waren, trank ich zumeist gemeinsam mit meinem Mann einen Kaffee auf der Terrasse und wir plauderten über den Tag. Mit diesem Ritual ließen und lassen wir unseren Alltag ausklingen. Manchmal trinken wir auch ein Glas Wein oder ein Bier; das macht den Ausklang eines energieaufwendigen Tages um vieles angenehmer und fördert die Beziehung. Nach einigen Monaten verschob ich das Joghurt – meine letzte Mahlzeit am Tag – auf 14 Uhr, und nach einiger Zeit ließ ich auch dieses Joghurt weg. In Notfällen griff ich abends noch zu fünf bis zehn Erdnüssen. Ich ging nie mit knurrendem Magen ins Bett.

b. Essen in Kombination mit Training

In diesem Kapitel beschreibe ich meinen Tagesablauf mit Training. Ich stand um sechs Uhr früh auf, wog mich, machte mir einen Kaffee und notierte mein Gewicht in meiner Handy-App. Genau dann besann ich mich wieder auf mein Ziel, das ich in der Woche verfolgen würde. Natürlich wäre es schön gewesen, wenn ich mich darauf verlassen hätte können, dass ich pro Tag 1 kg abnehmen würde. Doch so einfach ging es dann doch wieder nicht. Als realistisches Ziel nahm ich mir vor, zwei Kilo pro Woche abzunehmen. Dazu gehörte nicht nur, das Gewicht zu verlieren, sondern auch, das reduzierte Gewicht zu halten. Um acht oder neun Uhr bereitete ich mein Frühstück zu. Dieses bestand entweder aus einem Müsli, Cornflakes oder einem reich belegten Käsebrot. Zudem trank ich einen Liter Kräutertee über den Vormittag verteilt. Mein Ziel war, dass ich den Tee bis zum Mittagessen leer getrunken hatte. Zu Mittag kochte ich mir ein Essen. Montags gab es meistens eine Gemüsecremesuppe (selbst gemacht) mit Salat und einem Käsebrot. Um 14 Uhr nahm ich zu Beginn meiner Diät noch ein Joghurt zu mir; nach einiger Zeit gab es nach dem Mittagessen keine Mahlzeit mehr. Ich trank um 14 Uhr und um 16 Uhr einen Kaffee. Ich versuchte allgemein über den ganzen Tag verteilt möglichst viel Wasser (Mineralwasser) zu trinken. Zu meinem Radtraining um 17 Uhr nahm ich mir eine Halbe-Liter-Flasche Mineralwasser mit. Nach 20 Minuten Rad fahren freute ich mich schon auf einen kleinen Kaffee auf der Terrasse mit meinem Mann; das gehörte praktisch zum Abschluss meiner Trainingsphase. Nur an wenigen Tagen griff ich nach dem Training zu einer Jause. Ich schaffte es sicher an 95% meiner Gesamttrainingstage, mich einzuhalten und nach dem Training nichts mehr zu essen. Abends um 20 Uhr, wenn die Kinder im Bett waren, gönnte ich mir hin und wieder einen leichten Spritzer. Dieser bestand jedoch aus mehr Anteilen Mineralwasser als Wein. Dieses Getränk war an weniger guten Tagen wichtiger Bestandteil meines Belohnungsrituals. Auch wenn nicht jeden Tag, so freute ich mich doch darauf und genoss so den Tagesausklang.

c. Essen ohne Sport

Es gab zwischendurch immer wieder Tage ohne Training. An diesen Tagen versuchte ich, mich tagsüber einfach schneller zu bewegen. Ich nahm mir vor, einen größeren Putz in Angriff zu nehmen, alle Betten in der Wohnung frisch zu beziehen oder die Fenster zu putzen. Hauptsache, ich kam ins Schwitzen, wobei ich mit den zwei kleinen Kindern sowieso mindestens drei Mal täglich automatisch ins Schwitzen kam. Meine To-Do-Liste half mir dabei, Dinge zu erledigen, die ich schon seit längerem erledigen wollte. Auch an trainingsfreien Tagen aß ich möglichst ausgewogen, gesund und mit Salatbeilage. Immer seltener hatte ich Lust auf schnelle Gerichte wie Leberkäsesemmel oder Kebap.

15. Meine Lieblingsgerichte

*E*ine Sammlung meiner absoluten Lieblingsgerichte findest du hier:

Vegetarische Gerichte

- *Gemüse-Omelette*: 3 Eier, Paprika, Tomaten, Käsestücke, Kräuter; Salat

- *Knoblauchspaghetti*: Spaghetti, 2 Knoblauchzehen zerdrückt, Olivenöl, Salz, Suppenwürfel, italienische Kräuter; Salat

- *Eierspeise*: 3 Eier, 1 Berner Würstchen, Paprika, Tomaten, Zwiebel, Käsestücke, 1 Käsebrot; Salat

- *Karfiol mit Spiegelei*: 1 Karfiol in Stücken gekocht, mit Stabmixer püriert, Milch dazu, Dille, Suppenwürfel, 3 Kartoffeln, 1 Spiegelei; Salat

- *Gemüsecremesuppe*: 1 Sack Mischgemüse (Brokkoli, Karfiol, Karotten) kochen, mit Stabmixer pürieren,

Milch hinzufügen, Suppenwürfel, Suppenkräuter, 1 Käsebrot; Salat

- *Zucchini Cremesuppe*: kochen, mit Stabmixer pürieren, Milch hinzufügen, 1 Käsebrot; Salat

- *Brokkoli Cremesuppe*: Brokkoli kochen, mit Stabmixer pürieren, Milch hinzufügen, Suppenwürfel, Suppenkräuter, 1 Käsebrot; Salat

- *Karottensuppe*: Karotten kochen, mit Stabmixer pürieren, Milch hinzufügen, Suppenwürfel, Suppenkräuter, 1 Käsebrot; Salat

- *Gemüsenuggets* mit Salat: Gemüse kleinschneiden oder 1 Sack Mischgemüse mit Ei und Mehl vermischen, in Bröseln wälzen und in Öl anbraten, dazu Sauce Tartare; Salat

- *Frühlingsrolle mit Joghurt-Dip*: Frühlingsrolle mit Gemüse im Backrohr backen, dazu Joghurt-Dip: Joghurt salzen, Kräuter; Salat

- *Caprese-Teller:* Tomaten in Scheiben schneiden, Mozzarella in Scheiben schneiden, Salz, Basilikum, Olivenöl, dazu Käsebrot; Salat

- *Bratapfel-Schmarren mit Vanillesauce:* Apfelkern aushöhlen, auf Backblech stellen und im Backrohr braten, dazu Vanillesauce; Salat

- *Karfiol in Brösel:* Karfiol kochen, in Brösel mit Butter schwenken; Salat

- *Kirsch-, Marillen-* oder *Zwetschkenknödel:* Knödel aus Kartoffelteig zubereiten, mit Früchten füllen; Salat

- *Fisolen, Kartoffeln, Spiegelei:* Fisolen kochen, Petersilienkartoffeln, 2 Spiegeleier; Salat

- *Spinat, Röstkartoffeln, Spiegelei:* Spinat kochen, Kartoffeln kochen, in Scheiben schneiden und mit Zwiebel anrösten, 2 Spiegeleier dazu; Salat

- *Serbische Bohnensuppe:* aus der Dose, 1 Brot dazu; Salat

- *Spaghetti mit Brokkoli Sauce und Käse:* Brokkoli kochen, mit Stabmixer pürieren, Milch hinzufügen,

Suppenwürfel, Kräuter, Spaghetti kochen, Brokkoli Sauce auf die Nudeln geben, viel Käse darüber reiben, 2 Minuten in die Mikrowelle; Salat

- *Kärntner Kasnudeln mit Salat*: Nudelteig machen, ausrollen, mit Gemisch aus gepressten Kartoffeln, Bröseltopfen, Minze, Salz und Pfeffer füllen, Nudeln kochen und etwas Butterschmalz darüber gießen; Salat

- *Krautfleckerln mit Salat*: Kraut kochen, Nudeln (Fleckerln) kochen, zusammenmischen, Salz, Pfeffer; Salat

- *Pitabrote mit Schafskäse und Salat*: Pitabrote kaufen, 10 Minuten im Backrohr backen, in der Mitte aufschneiden und mit Schafskäse füllen: Schafskäse zerdrücken und mit Olivenöl, Basilikum und Knoblauch gut verrühren; Salat

- *Warmer Krapfen mit Vanillesauce und Salat*: Krapfen kurz ins Backrohr, Vanillesauce dazu; Salat

Fischgerichte

- *Fischstäbchen* mit Kartoffelsalat: Fischstäbchen in Öl braten, Kartoffelsalat zubereiten

- *Thunfisch* aus der Dose, Semmel, Salat

- *Tomatenfisch* aus der Dose, 1 Semmel, Salat

Fleischgerichte

- *Bauerntoast*: Toast mit Vollkornbrot, gefüllt mit Schinken und Käse, 2 Spiegeleier; gemischter Salat

- *Wok-Pfanne mit Putenstreifen*: Wok-Gemüse, Putenstreifen und Reis, grüner Eisbergsalat

- *Hühnerkeulen mit Zartweizen*: Hühnerkeulen kurz braten, Mischgemüse und Zartweizen, grüner Salat

- *Hühnerkeulen mit Letschogemüse: Hühnerkeulen in der Pfanne braten, Paprikastreifen, Zwiebel und Tomatenstücke in die Pfanne geben und mit Tomatensauce übergießen; Reis; grüner Salat*

- *Grillteller mit Ofenkartoffeln*: Fleisch grillen, Kartoffeln am Griller oder Backrohr braten; gemischten Salat

- *Würstel, Sauerkraut, Kartoffeln*: 1 Bratwurst, Sauerkraut und Petersilienkartoffeln; Salat

- *Blunzen mit Kartoffelrösti*: Blunzen in der Pfanne braten, Kartoffel kochen und in Scheiben schneiden, mit Blunzen zusammenmischen und braten; Salat

- *Griechischer Salat*: Tomaten, Paprika, Zwiebel, Schafskäse, Oliven klein schneiden, zusammenmischen, mit Olivenöl, Essig, Salz würzen

- *Spaghetti Bolognese mit Gemüse*: Faschiertes mit Zwiebeln braten, Karotten in kleine Stücke schneiden, Suppengrün in Stücke schneiden, Tomatensauce hinzufügen, Suppenwürfel, italienische Kräuter, viel Käse über das fertige Gericht reiben; Salat

- *Chili con carne*: Faschiertes mit Zwiebel braten, Mais, große Bohnen hinzufügen, Tomatensauce, Käsebrot dazu; Salat

- *Toast mit Salatdressing* und Spiegelei: Toastbrot oder Vollkornbrot füllen mit Speck, Käse, Paprika, Kräutern, 2 Spiegeleier; Salat

- *Chinesischer Curry-Teller*: Putenfleisch in Streifen in der Pfanne anbraten, mit Salz, Pfeffer und Curry würzen, chinesisches Gemüse hinzufügen, mit Wasser und Milch aufgießen, Reis dazu; Salat

- *Schinkennudeln*: Schinken, Geselchtes oder Braunschweiger mit Zwiebel in Öl in der Pfanne anbraten, Salz, Pfeffer, mit Nudeln vermischen, im Backrohr mit Käse überbacken; Salat

- *Linsen mit Speck, Spiegelei:* Linsen kochen, mit Zwiebeln und Speck mischen, 2 Spiegeleier darüber, Käsebrot dazu; Salat

- *Kotelett in Champignonsauce*: Kotelett in der Pfanne braten, Champignons in Scheiben schneiden, braten und mit Wasser und Milch aufgießen, Suppenwürfel, Kräuter, Kotelett in die Champignonsauce geben, Kartoffeln dazu; Salat

- *Leberkäsesemmel mit Salat*

- *Putenspieß, Linsen, Reis, Spiegelei*: Putenspieß mit Putenfleischstücken, Paprika und Zucchini bestücken, Linsen kochen, mit Suppenwürfel würzen, Reis, 1 Spiegelei; Salat

- *Kebap:* Pute mit Kraut, scharf

Ich könnte ein Kochbuch schreiben, so viele Ideen hätte ich noch!

Beim Zusammenschreiben meiner Lieblingsgerichte ist mir aufgefallen, dass meine Liste recht viele vegetarische Gerichte beinhaltet. Wer sich jetzt wundert, dass bei den Fleischgerichten sogar Gerichte wie Wiener Schnitzel oder Leberkäsesemmel dabei sind, dem empfehle ich daran zu denken, dass man eben auf nichts verzichten darf. Wichtig ist letztendlich bei jedem Mittagessen die Esskultur. Meistens bereitete ich mein Essen bereits am Morgen vor. Die Zubereitung der Speisen war mit einer gewissen Vorfreude verbunden. Ich überlegte mir schon Tage im Voraus, auf welches Gericht ich Lust hatte. Montags war Suppentag, und da freute ich mich genauso auf die selbst zubereitete Cremesuppe wie wenn ich wusste, dass es am Wochenende Schnitzel gab. Auch das Grillen im Sommer war kein Problem, denn es gab immer verschiedene Salate als Beilage. Was die Portionen betrifft, war ein Grundsatz von mir, dass der Teller ausgefüllt sein muss. Schließlich wollte ich nicht schon beim Anblick einer kleinen Portion verhungern, sondern ein gesundes, nahrhaftes Essen genießen. Mit Kohlenhydraten (Kartoffeln, Reis, usw.) sollte gespart werden. Gab es dann doch einmal Spaghetti, versuchte ich, die Menge der Nudeln mit viel Käse und Salat auszugleichen. Das funktionierte recht gut.

16. Fotos vom Essen

*H*ier ein paar Beispiele meiner Mahlzeiten (anfangs noch mit

Abendessen).

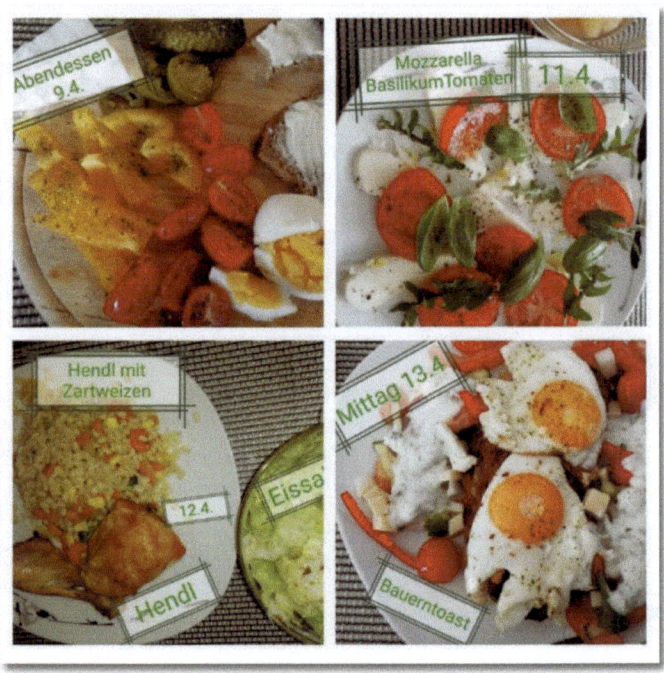

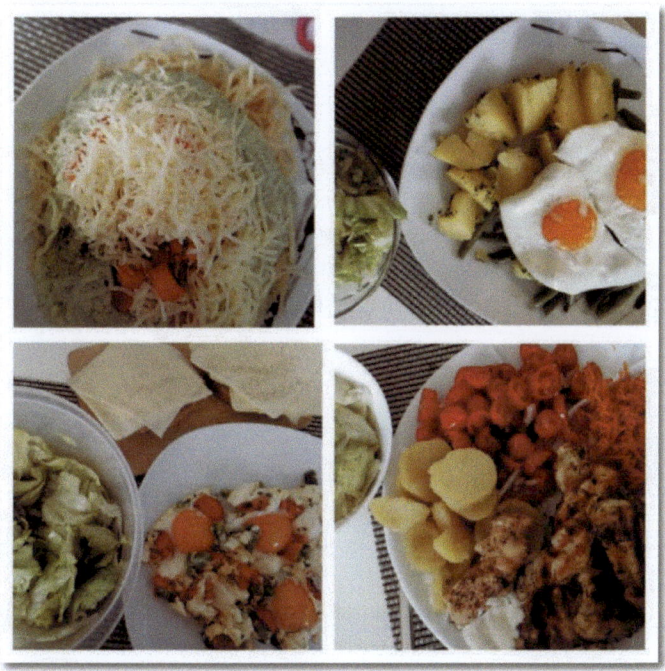

17. Feiertage, Muttertag, usw.

*F*rüher war ich immer der Meinung, dass an Feiertagen alles egal sei, denn man müsse ja schließlich feiern und anständig essen. Doch wenn man seine Sichtweise ändert, kann ein Anlass auch mit wenig Essen zu einem Genuss werden. Den Grundsatz, nur ein Mal am Tag zu essen, behielt ich bei. Beim Vorbereiten naschte ich meistens schon ein 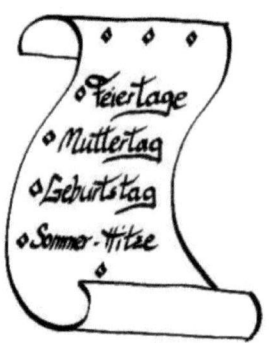 wenig mit; schließlich musste ich das, was ich meinen Gästen aufwartete, auch kosten. Ich nahm mir vor, wenn ich zum Beispiel belegte Brötchen vorbereitet hatte, nicht mehr als ein bis zwei Brote zu essen. Auch ein Stück Torte war in Ordnung, solang es nur ein kleines Stückchen war. Nach solchen Tagen rechnete ich schon von vornherein ein, dass ich am nächsten

Tag 1 kg mehr haben würde. Trotzdem war das alles kein Problem und kein Grund für Frust.

Schließlich wollte ich auf nichts verzichten. Ich erlaubte mir auch Chips und Nüsse.

Das einzige Schwierige für mich war, wenn meine Eltern über mehrere Tage zu Besuch waren und wir uns schon vorher Gedanken machten, was wir an diesen Tagen essen werden. Es sollte ein reichhaltiges Frühstück geben, ein Mittagessen und eine Jause am Abend. Für meine Eltern war der Aufenthalt bei uns ein wenig wie Urlaub; für mich sollten es Tage werden, an denen ich wenigstens mein Gewicht halten konnte. Ich versuchte weiterhin, viel zu trinken und Bewegung zu machen. Es musste nicht mein Heimtrainer-Training sein, auch ein Spaziergang war zumindest ein wenig Bewegung.

18. Nach dem Sommer 2018

*D*er Sommer war extrem heiß; zwei Wochen durchgehend bis zu 38 Grad. Es war wirklich kaum 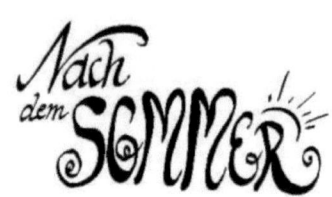 auszuhalten. Bei dieser Hitze war es mir einfach nicht möglich, am Heimtrainer zu radeln. Ich fuhr ein paar Mal mit dem E-Bike, was mir sehr großen Spaß machte, doch von einem regelmäßigen Training konnte nicht die Rede sein. Wir fuhren in Urlaub nach Kärnten, Italien und ins Waldviertel. Auch während dieser Zeit fehlte mir die Motivation für das Training. Nach dem Sommer – nach ca. drei Monaten - hatte ich dasselbe Gewicht wie vor dem Sommer. Die eingeschränkte Beweglichkeit, das viele Schwitzen und die Knieschmerzen beeinträchtigten mich nach wie vor stark. Deshalb beschloss ich, Ende September die Trainingsphase wiederaufzunehmen. Schließlich wollte ich auch im Hinblick auf meinen beruflichen

Wiedereinstieg in einem Jahr fitter werden. Mit diesen Beschwerden zu unterrichten wäre nahezu undenkbar.

19. Erneuter Start

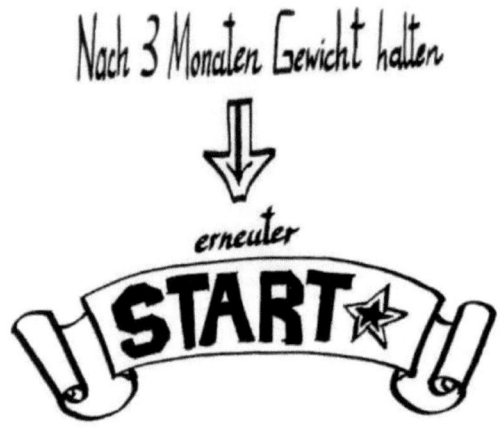

$\mathcal{N}$ach meiner dreimonatigen Abnehmpause nahm ich wieder meine Unterlagen über meine Vision zur Hand und studierte sie eingehend. Ich erstellte mir eine neue Liste meiner persönlichen Belohnungen und Zwischenziele. Immer wieder aufs Neue schaute ich mir meine Fotos von jener Zeit, in der ich weniger als 100 kg hatte. Schließlich fasste ich den Entschluss, wieder mehr an mir zu arbeiten, andernfalls würde sich nichts ändern. 127 kg wog ich Ende September; Mitte Dezember waren es schon 10 kg weniger.

20. Erste Reaktionen

*E*ine erste Veränderung merkte ich an meiner Kleidung. Eines Tages stöberte ich in meinem Kasten, um zu sehen, welche Lieblingsteile mir schon passten. Einige Teile

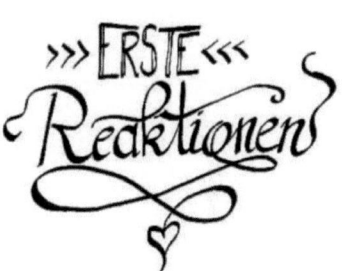

waren mir zwar noch immer zu eng, andere wiederum waren mir bereits zu weit. Also entschied ich mich, alle XL-Teile auszumustern, was mich riesig freute. Außerdem beschloss ich, ab sofort auch zu Hause einige meiner Lieblingsteile zu tragen, die mir endlich wieder passten. Selbst wenn einige Stücke noch ein wenig eng waren, hatte ich bereits ein viel besseres Körpergefühl. Endlich konnte ich nun alle meine Tops in Größe L tragen und mich endgültig von XL-Größen und Schwangerschaftskleidung verabschieden. „Wow, du hast ganz schön abgenommen!" war die erste Reaktion von

Freunden und Bekannten. Ich freute mich über dieses Kompliment und war umso motivierter und entschlossener, meine Vision weiterzuverfolgen. Mein Mann gab mir zusätzliche Bestätigung; auch ihm war meine Veränderung bereits aufgefallen. Immerhin waren es im Dezember schon fast 20 kg weniger. Angesichts meines hohen Startgewichts war jedoch mein Gewicht auch nach der Abnahme der 20 kg noch immer viel zu viel. Am liebsten hätte ich mein Ziel schon erreicht gehabt, aber es dauerte leider doch etwas länger.

21. Weihnachten - Neujahrsvorsatz

*I*m Dezember hatte ich große Bedenken, wie ich wohl die Vorweihnachtszeit und die Feiertage ohne großes Gewichtsplus schaffen werde.

Obwohl ich in diesem Monat nur zwei Mal am Heimtrainer trainiert hatte, wog ich zu Monatsende zwei Kilo

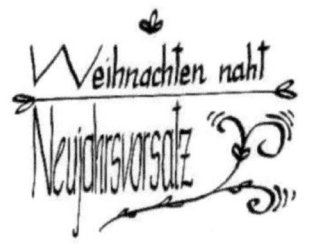

weniger. Weihnachtskekse backte ich zwar, aber ich aß nur wenige davon. Natürlich gab es Wochenenden, die zu einem gemütlichen Couchtag mit einem deftigen Mittagessen und Naschereien einluden. Mein Lichtblick waren die Sonntage, an denen ich ein reichhaltiges Frühstück genießen konnte. Ich holte immer frisches Gebäck vom Bäcker und bereitete eine Platte mit Käse, Wurst und Gemüse zu. Ein Sonntagsfrühstück, bei dem die ganze Familie am Tisch sitzt, war und ist nach wie vor ein von mir mit großer Freude zelebriertes Familienritual.

Auch unsere vorweihnachtliche Feier mit Freunden und Nachbarn, die wir jedes Jahr ein paar Tage vor dem Heiligen Abend bei uns zu Hause veranstalteten, schlug sich gewichtsmäßig nicht allzu stark zu Buche. Die Freude über den Besuch netter Menschen gab mir zusätzliche Energie und Motivation. Obwohl ich mich die restliche Zeit trotz Trainingspause daranhielt, mittags weniger zu essen, freute ich mich auf schön dekorierte Brötchen, die ich für unsere Gäste liebevoll zubereitete. Wenn ich auch nicht trainierte, versuchte ich trotzdem viel zu trinken und abends nichts oder nur wenig zu essen, was mir bis auf einige Ausnahmen auch gelang. Am Heiligen Abend gab es Raclette mit viel Gemüse, Salat und Käse, das ich wirklich sehr genoss. Die Weihnachtsfeiertage verbrachten wir bei meinen Eltern in Kärnten, wo meine Mutter groß auftischte. Meinen Kindern sei Dank war ich an diesen Tagen von früh bis spät in Bewegung, weil sie sich bei Oma und Opa austobten und mich gehörig ins Schwitzen brachten. Zu Silvester war es ähnlich wie am Heiligen Abend: ein paar gute Brötchen und ein gemütlicher Abend mit meinem Mann, das genügte mir. Ich hatte mir für das neue Jahr keine großen Vorsätze gemacht. Ich bin allgemein der Meinung, dass diese „Vorsätze" zu Neujahr nur Wunschvorstellungen sind, die wenig realistisch sind und nur schwer umgesetzt werden können. Ich hatte meine Vision bereits verinnerlicht. Neujahr nahm ich zum Anlass, innezuhalten, um eine Rückschau auf das vergangene Jahr und eine Vorausschau auf das kommende Jahr zu machen. Welche Ziele hatte ich bereits erreicht? Welche kleinen Ziele werden mich schlussendlich zu meinem großen Ziel führen? Ich nahm mir vor, gut auf die Gesundheit meiner Familie zu achten und mehr in Bewegung zu sein.

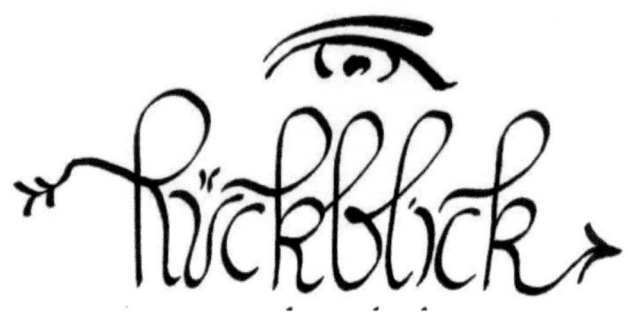

Zu Beginn des neuen Jahres beschloss ich, meine Gewichtsentwicklung genauer zu beobachten. Da ich in einer Notiz-App am Handy mein Gewichtstagebuch führte, konnte ich ganz einfach mein Gewicht für jeden Monat in eine Excel-Liste am Computer übertragen. Das erstellte Diagramm war mit einem Gebirge vergleichbar. Es spiegelte perfekt meinen Abnehmweg wider: ein stetiges Auf und Ab, ein Wechsel aus guten und weniger guten Phasen. Diese Entwicklung schlug sich auch in einem geringen Abnehmerfolg nieder. Nachfolgend sieht man die Auswertung des Monats Jänner. In diesem Monat nahm ich nur drei Kilo ab. Wie aus dem

Diagramm ersichtlich, hätte ich am 25. Jänner noch mehr geschafft, doch war meine Lust auf Naschen zu groß. Meine Vision war auf dem Grundsatz aufgebaut, auf nichts verzichten zu müssen. Deshalb gab ich meinen Gelüsten nach, natürlich mit dem Wissen, dass es mit dem Gewicht wieder aufwärtsgehen würde. Meinen Aufzeichnungen aus dem Tagebuch zu schließen nahm ich in den Tagen nach der Naschattacke das Training wieder auf. Training war in der Tat die bessere Strategie als aufzugeben und sich einzureden, dass mein Abnehmvorhaben nichts bringen würde. Einer meiner größten Lernerfolge bestand darin, nach einer Niederlage nicht aufzugeben, sondern sie als Ansporn anzusehen, mein Ziel mit noch größerem Ehrgeiz zu verfolgen. Die Verantwortung darüber, was und wie viel ich esse, liegt bei mir allein und die Konsequenzen daraus muss auch ich allein tragen.

Zugegebenermaßen war ich des Öfteren knapp davor, aufzugeben. Doch was wäre die Alternative gewesen? Mein

Leben mit meinem damaligen Gewicht weiterzuleben? In solchen Momenten rief ich mir meine Vision in Erinnerung. Ich holte mir Bilder von mir mit einer schlankeren Figur vor mein geistiges Auge, wie ich einmal ausgesehen hatte und wieder aussehen wollte. Ich überlegte, welche Kleidungsstücke und Schuhe ich gern wieder tragen wollte. Diese Bilder gaben mir erneute Kraft und Motivation.

Excel-Tabelle

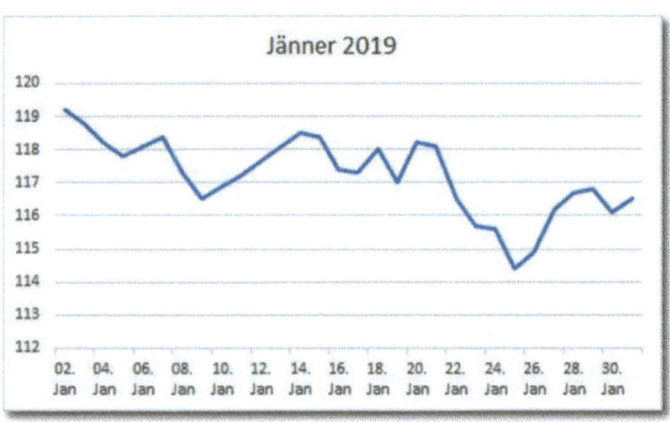

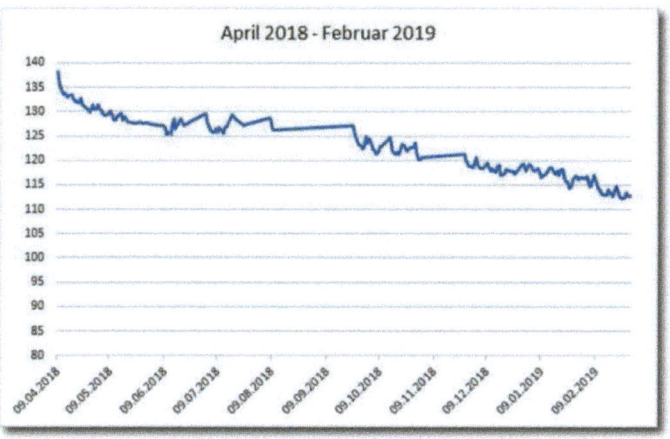

April 2018 - Februar 2019

23. Juhuuu, 30 kg weniger!

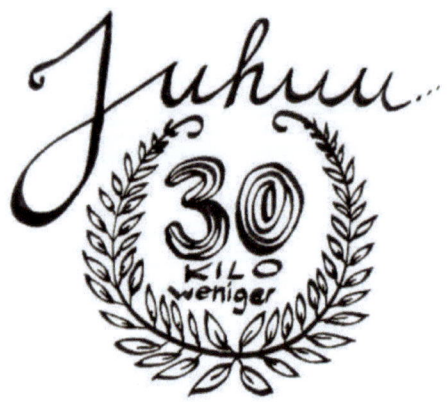

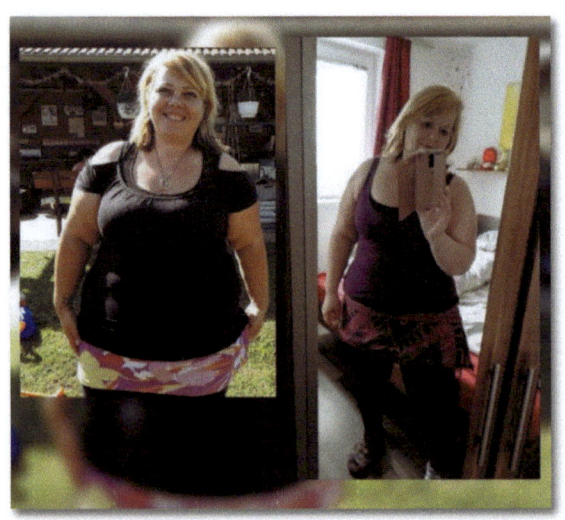

*E*s ist soweit, ich hatte mit 27.03.2019, 108 kg - 30 kg weniger! Das fühlte sich so gut an und machte mich unglaublich stolz. Wochenlang machte ich keine Fortschritte, nahm einige Kilo zu und dann wieder ab, aber nie kam ich unter 110 kg. Ich war ehrlich gesagt zeitweise sehr frustriert, aber ich hielt mir immer wieder und wieder mein Ziel vor Augen. Endlich konnte ich meine Shirts in Größe M aus dem Kleiderkasten holen. Dann erstellte ich Selfies von mir in verschiedenen Outfits, die ich in einem neu erstellten Album „Outfits" auf meinem Handy speicherte. Der Frühlingsbeginn trug zusätzlich zu meiner euphorischen Stimmung bei. Zwei Punkte, an denen ich noch arbeiten möchte, sind meine Haltung und meine Art zu gehen. Nachdem ich mir gewichtsbedingt einen etwas watscheligen Gang während der Schwangerschaften angewöhnt habe, ist es für mich jetzt gar nicht so einfach, gleitend zu gehen. Auf dieses Ziel möchte ich in Zukunft hinarbeiten. Ich habe mir auch vorgenommen, dass ich zusätzlich zum Rad fahren auch spazieren gehen werde. Zudem möchte ich meine Muskulatur wie meine Oberarme durch gezieltes Krafttraining stärken. Lange Zeit sah ich keinen Sinn in Muskeltraining, aber ich denke, es ist unumgänglich, wenn man seinen Körper in Form bringen möchte. Am Heimtrainer erreichte ich tausend Kilometer. Das war ein außerordentlicher Erfolg für mich! Schließlich hätte ich mir ein Jahr davor niemals gedacht, dass ich jemals so viele Kilometer Rad fahren würde.

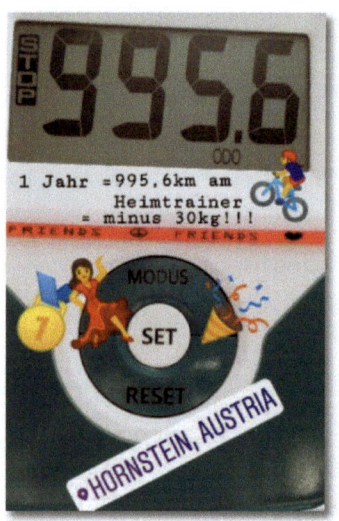

24. Wette mit meinem Mann

*E*ines Abends saßen mein Mann und ich wie üblich auf der Terrasse und redeten über unsere Vorhaben. Bis zu meinem runden Geburtstag wollte ich die 100-Kilo-Marke knacken.

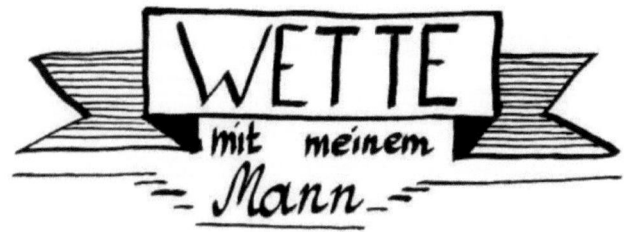

Mein Mann schlug vor, dass ich mir eine Strafe einfallen lassen solle für den Fall, dass ich dieses Ziel nicht erreiche. Doch ich drehte den Spieß um und machte ihm den Vorschlag, dass wir eine Wette abschließen könnten, die jedem von uns eine Belohnung einbringen würde. Mein Mann war von dieser Idee sehr angetan. Auch er wollte ein paar Kilo abnehmen, und wir überlegten uns mögliche Belohnungen. Es musste etwas sein, das ich noch nie zuvor gemacht hatte und auf das ich mich ganz besonders freuen würde. Der materielle Wert war nicht so wichtig; vielmehr ging es um ein Erlebnis, das ich in die Reihe „unvergessliche Erlebnisse" einreihen konnte. Und so entschieden wir uns für einen Ausflug auf den Großglockner für meinen Mann und einen Abend im Casino für mich. Um uns unser Ziel möglichst oft vor Augen zu führen, druckte ich zwei A4-Blätter aus, die ich auf unsere große Magnettafel im Vorraum unserer Wohnung aufhängte. Mehrmals täglich kam ich am Foto des Casinos Velden vorbei, auf dem in großen Lettern „99 kg" prangte. Diese Art der Visualisierung als Motivation kann ich nur jedem empfehlen. Sie erzeugt Vorfreude im doppelten Sinn: zum einen freute ich mich auf die verlorenen Kilos, zum anderen auf das Casino, in dem ich noch nie zuvor gewesen war.

25. Das Abnehmjahr ist bald vorbei, was dann?

*I*n acht Tagen ist ein Jahr vergangen, seitdem ich meinen Entschluss, 40 kg abzunehmen, gefasst habe. Das heißt aber nicht, dass ich nach diesem Jahr nicht mehr abnehmen will, ganz im Gegenteil. Immerhin haben die zwei Schwangerschaften zusammen 18 Monate gedauert; da ist es völlig in Ordnung, wenn ich meinem Körper mindestens genauso viel Zeit gebe, um die zu vielen Kilos wieder loszuwerden. Erst allmählich werde ich mir meiner großen Abnehmleistung bewusst. Jetzt sind es immerhin 30 kg weniger. Als mein Mann unlängst ein paar Säcke Kies in den Garten lieferte, versuchte ich diesen einen 25 kg schweren Sack aufzuheben, was mir enorm schwer viel. So viel Gewicht hatte ich mit mir herumgetragen? Was hatte ich nur meinem Körper angetan? Es wunderte mich nicht mehr, dass meine Knie und der restliche Bewegungsapparat zu streiken begonnen und mir unmissverständlich zu verstehen gegeben hatten, dass ich etwas dagegen tun musste. Ich bin noch lange nicht an meinem Ziel angekommen. Trotzdem fühlt es sich ungeheuer gut an, wenn ich auf der Waage sehe, dass ich schon ¾ der 40 kg abgenommen habe und wenigstens nur mehr noch zehn Kilo vor mir liegen, um zu meinem Ursprungsgewicht zurückzukehren. Dass ich auch mit 98 Kilo noch immer einige Kilo zu viel haben werde, ist mir klar, aber ich möchte mir über den Sommer eine Pause gönnen. Im Herbst fängt ein neuer Lebensabschnitt für meine Familie und mich an. Ich werde wieder zu unterrichten beginnen, die Kinder werden in den Kindergarten gehen und wir werden ins Haus ziehen. Meine großen Kinder steigen heuer in das Berufsleben ein und auch das wird meine Kraft und Unterstützung erfordern. Wir werden uns vorerst darauf konzentrieren, dass wir uns alle gut in unseren neuen Alltag einfinden. Danach strebe ich eine weitere Abnahme von 20 kg an, und das ist kein Traum, sondern ein Ziel.

26. Meine Motivation im Rückblick

*J*etzt habe ich meine Vision beschrieben, wie man ohne Diät eine große Gewichtsabnahme erreichen kann. Doch war ich denn immer motiviert? Ich halte nichts von langen, ausschweifenden und blumigen Beschreibungen und Schönrederei, nur um gut anzukommen. Meine Verwandten und Freunde wissen: Wenn ich sage „Passt", dann setze ich in die Tat um, was ich mir vorgenommen habe.

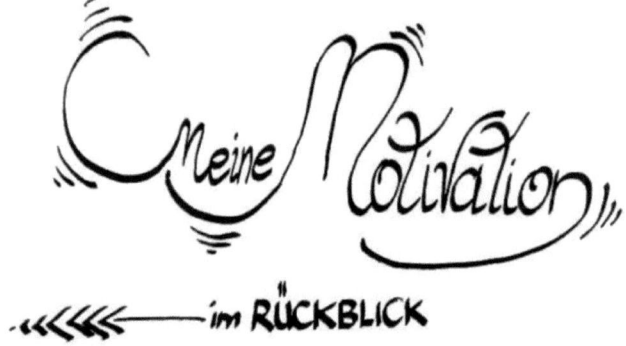

Angeblich sei mein Optimismus eine kärntnerische Tugend. Ich versuche stets, mir selbst und meinen Aussagen treu zu bleiben, egal, ob in der Arbeit, Freizeit oder mit

Familie/Freunden. Die Welt und die Menschen sehe ich grundsätzlich „neutral-kritisch". Ich glaube, ich habe diesen Begriff erfunden und möchte ihn ein wenig genauer erklären. Es ist nicht alles wunderbar und rosig und es sind nicht alle Menschen gleich, aber man kann sein Leben angenehmer gestalten, indem man Gleichgesinnte findet. Ich möchte nicht noch mehr vom Thema abschweifen. Eines sei jedoch gesagt: man muss sich selbst treu bleiben. Man muss ehrlich sein zu sich selbst – auch wenn man sehr selbstkritisch ist, sei es, was das Aussehen oder Innere anbelangt. Meine Motivation war nicht immer vorhanden; manchmal war mir alles egal, doch es dauerte nicht lange, da nahm ich all meine Energie zusammen und kämpfte erneut. Ich bin die „Kriegerin des Lichts". Da fällt mir „Das Handbuch des Kriegers des Lichts" von Paulo Coelho ein. Ich möchte hier eine Stelle zitieren, die mir schon oft im Leben Mut machte, nicht aufzugeben.

„Ein Krieger des Lichts verhält sich manchmal wie Wasser und schlängelt sich zwischen den Hindernissen hindurch, auf die er trifft. Es gibt Augenblicke, in denen bedeutet Widerstand bieten, zerstört zu werden. Darum paßt er sich den Gegebenheiten an. Er nimmt, ohne zu murren, hin, daß die Steine des Weges ihn durch die Berge führen. Darin liegt die Kraft des Wassers: Kein Hammer kann es zertrümmern und kein Messer es schneiden. Selbst das mächtigste Schwert der Welt vermag nicht einmal, seine Oberfläche zu ritzen. Ein Fluß paßt sich dem Weg an, der möglich ist, vergißt aber nie sein Ziel, das Meer. Zart an der Quelle, schwillt er, durch die Flüsse gespeist, auf die er unterwegs trifft, stetig an. Bis von einem bestimmten Punkt an seine Macht allumfassend ist."

[Coelho, Paulo, Seite 49, *Handbuch des Kriegers des Lichts*, 2001. Diogenes Verlag AG Zürich]

Meine persönliche Interpretation dieses Textes: Verliere nie dein Ziel aus den Augen und pass' dich an die Steine, die dir im Weg liegen, an! So erging es mir sehr oft, wenn der Tag gut verlaufen war, ich mein Training absolviert, viel getrunken und gesund gegessen hatte und meine Waage am nächsten Tag trotzdem ein Kilo mehr anzeigte. Sicher war ich im ersten Moment niedergeschlagen und wollte wiedermal aufgeben. In solchen Momenten erinnerte ich mich daran, dass mein Körper keine Maschine ist und ich ein Mensch bin. Mein Körper besteht eben nicht nur aus Gliedmaßen, sondern auch aus einem Gehirn und Hormonen, die an manchen Tagen ihren eigenen Weg gehen. Manchmal braucht der Körper einfach seine Zeit.

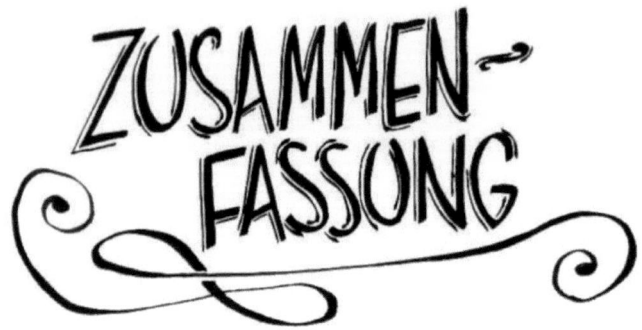

*D*er Wille

Der Wille, ein bestimmtes Ziel zu erreichen, ist konkret und zieht konsequentes Handeln nach sich.

Die Motivation

Die Motivation, die sich aus dem Erfolg ergibt, verleiht auch die Kraft zur Umsetzung. Das Allerwichtigste ist, darüber nachzudenken, was das Allerwichtigste ist.

Der erste Schritt ist:

Ich konzentriere mich auf wesentliche und sinnerfüllende Vorhaben.

Ich überdenke die eigenen **Werte** immer wieder!

Was ist mir wichtig? ....

Worüber freue ich mich? ....

Wäre ich am Ende meines Lebens dankbar, dass ich mich für mein **Ziel** eingesetzt habe?

Wenn ich diese Frage bejaht habe, dann beginne ich, eine lustvolle Vision von mir zu entwickeln, wie es sein wird, wenn man das erreicht habe.

Die dadurch ausgelösten positiven Gefühle erzeugen einen Motivationsschub.

Diese lustvolle Vision bedeutet, aus sich selbst heraus immer wieder Begeisterungsfähigkeit und Leistungsbereitschaft zu entwickeln, weil man ein Motiv hat, das Antrieb verleiht.

Wer sich selbst motivieren kann, erlangt immer wieder die **Kraft** zum Weitermachen und gibt auch bei Rückschlägen nicht so leicht auf. Diese Selbstmotivation ist besonders wichtig, wenn sich Dinge anders entwickeln oder ein Vorhaben schwieriger verläuft als ursprünglich geplant.

Die **Belohnung**

Überlege dir eine Belohnung für das erreichte Ziel. Vergiss dabei nicht auf die Teilziele, auch sie wollen zelebriert werden! Erstelle eine Liste der Vorteile, die sich aus der Zielerreichung ergeben. Mach' auch eine Belohnungsliste und notiere, wann du die Belohnung bekommst.

Und so sah meine Liste der Vorteile aus:

- Freude
- Gutes Lebensgefühl

- Ausgeglichenheit

- Glücksgefühl– wirkt sich auf alle anderen aus (Mann

    + Kinder) - > Viel lachen!

- ....

- ....

- ....

- ....

- ....

- ....

- ....

Und so sah meine Belohnungsliste aus:

- Neue Schuhe

- Klamotten eine Größe kleiner

- Ein romantisches Abendessen

- Ein Thermentag

- Gutschein für Kunstmaterial (ich male)

- ....

- ....

- ....

- ....
- ....

Verhalten, das sich immer wiederholt, bildet neue Nervenbahnen im Gehirn, die schließlich zu positiven Gewohnheiten werden!

28. Hier ist mein PLAN zum Erfolg!

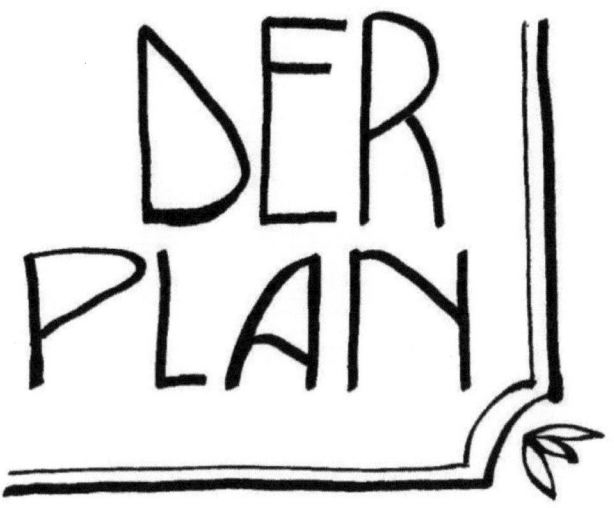

*B*evor ich mit meinem Abnehmprogramm loslegte, nahm ich mir ein paar Tage Zeit und erstellte einen Plan, den ich wie eine To-Do-Checkliste verwendete.

o   Essensplan für die ganze Woche aufschreiben.

o   Radfahrplan (z.B.: Montag, Dienstag, Mittwoch, Donnerstag – an den restlichen Tagen kein Rad fahren).

o Kilogramm – Tagebuch am Handy anlegen.

o Fotos von früher aus dem Archiv raussuchen – eine VISION erarbeiten. TIPP: Mit der Collage-Maker-App kann man tolle Collagen der besten Schnappschüsse erstellen.

o Belohnungen notieren – eine Liste schreiben und zusätzlich in das Kilogramm-Tagebuch eintragen. Beispiel: Nach Erreichung meines Ziels von 105 kg kaufe ich mir neue Schuhe.

o Vorhaben mit Partner besprechen.

o Vorteile notieren.

o „Motivationshose" (Hose, die ein bis zwei Nummern zu klein ist) entweder aus dem Kasten heraussuchen oder neu kaufen.

o Neues Outfit = googeln, was mir gefallen könnte.

o Handy-Fotos sortieren und Alben anlegen! Zum Beispiel: „ICH" – darin findet man Fotos von mir früher und heute (Ganzkörperfotos) oder „Outfits" – darin sind Fotos, welche Kleidung ich gerne tragen würde,

wenn ich mein Zielgewicht erreicht habe. „ESSEN" –
in diesem Album sammle ich Fotos von meinen
Lieblingsgerichten. Wenn ich einmal nicht weiß, was
ich auf meinen Essensplan schreiben soll, sehe ich in
diesem Album nach und bekomme garantiert Lust
auf eines der schmackhaften Gerichte.

Nachwort

Warum ich dieses Buch geschrieben habe:

Mir war und ist dieses Buch eine Herzensangelegenheit. Ich möchte damit allen Menschen Mut machen, die mit sich und ihrem Körper unzufrieden sind.

Ich möchte diejenigen motivieren, die sich vielleicht von einer Diät zur nächsten quälten und stets aufgaben, bevor es überhaupt erst losgehen konnte.

Ganz besonderen Dank möchte ich meinem Mann aussprechen. Er machte mir Mut, als ich am Höhepunkt meines Übergewichts angekommen war. Nach den Schwangerschaften - ich war von Februar 2016 bis Februar 2018 mit einer nur sechsmonatigen Pause schwanger – war ich am Ende meiner Kräfte angelangt. Zum Glück war mein Mann für mich da und tröstete mich. Zwar trugen auch die Hormone zu meinem Gemütszustand bei, aber ich war schlichtweg überfordert mit der Situation, dass ich nicht nur 10 kg oder 20 kg zu viel hatte. Nein, es waren unsagbare 40 Kilo mehr als vor den zwei Schwangerschaften! Zunächst schien es mir völlig unrealistisch, dieses Gewicht wieder zu verlieren. Trotzdem träumte ich davon, wie es wäre, wenn ich wieder 40 kg weniger hätte. Man unterliegt auch einem gewissen gesellschaftlichen Druck, als frisch gebackene Mama stets glücklich lächelnd seinen Mutterpflichten nachzukommen. Darf man laut sagen, dass man nicht mehr stillen will? Dass man Zeit für sich haben will? Wird man dann gleich als lieblose Mama abgestempelt? Oft fühlt man sich als Frau allein gelassen mit all den Problemen und Sorgen nach Schwangerschaft und Geburt. Und deshalb möchte ich auch meine Geschichte weitergeben, da ich der Meinung bin, dass eine ausgeglichene, glückliche und zufriedene Frau eine hervorragende Mutter, Partnerin, Freundin usw. ist!

Quellen

Bild Titelblatt: Acryl auf Leinwand, 15 cm x 15 cm, Corinna Trichtl, 2019

Seite 60 - 64: https://www.apotheken-umschau.de/Ernaehrung/Was-ist-eigentlich-Stoffwechsel-175195.html

Seite 106: Coelho, Paulo, Seite 49, Handbuch des Kriegers des Lichts 2001. Diogenes Verlag AG Zürich

Illustration: Kapitelüberschriften von Corinna Trichtl